LETTRES
D'UN MEDECIN
DES HÔPITAUX
DU ROY,

A UN AUTRE MEDECIN DE SES AMIS.

LA PREMIERE LETTRE

Contient un nouveau Systeme du Cerveau.

LA SECONDE LETTRE

Contient une Dissertation sur le sentiment, & plusieures experiences de Chimie contraires au Systeme des Acides & des Alkalis

LA TROISIE'ME LETTRE

Contient une critique sur les trois especes de Chrysosplenium des Instituts de Mr. Tournefort, trois nouveaux genres de Plantes & quelques nouvelles Especes.

A NAMUR,

Chez CHARLES GERARD ALBERT, Imprimeur du Roy. 1710.

LETTRE I.

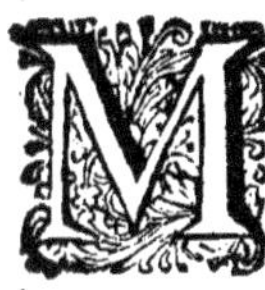

MONSIEUR,

Je vous envoie quelques rémarques que j'ay fait fur la ftructure des parties qui compofent le Cerveau , jointes aux obfervations , & aux experiences qui prouvent, que les efprits animaux qui fe filtrent dans la partie droite du Cerveau , fervent pour le mouvement des parties gauches du corps ; & que ceux qui fe filtrent dans la partie gauche du cerveau, fervent pour le mouvement des parties droites du corps, du moins pour les bras , & pour les jambes. Vous fçavé que c'eft la premiere Obfervation que je raporte , qui me donna lieu de foubçonner que les efprits animaux paffoient d'un côté à l'autre , mais je ne fçavois pas que plufieurs fçavans Anatomiftes avoient eu la méme penfée : c'eft ce que j'ay réconnu dans l'Anatomie pratique de *Boneti* , en y cherchant des Obfervations qui pouvoient avoir du raport à celle que je venois de faire. Il raporte t. 1. p. 372. & t. 3. p. 328. que *Caßius* , & *Aretaus* ont crûs que les nerfs s'entrelaffoient à leur origine , & fe croifoient de maniere , que ceux du côté droit paffoient au côté gauche , & ceux du côté gauche paffoient au côté droit. *Profper Martianus* , *Cafalpin* , *Hofman* ont été de ce fentiment. Ils n'avoient pas de peine à expliquer de quelle maniere arrivoient les Paralyfies du côté oppofé aux playes de tête.

Il eft étonnant que les Anatomiftes qui font venus depuis , n'aient pas pris garde qu'il y avoit de la vraifemblance dans cette opinion,veu la quantité d'Obfervations qu'il y a des Paralyfies oppofées aux playes de tête , & qu'ils n'ont pas plûtôt cherchez la caufe de cét effet dans le Cerveau , que de donner la torture à leur efprit pour expliquer ce Phenomene ; pour lequel ils ont toûjours fuppofez des impetuofités d'efprits , des commotions, ou des contrecoups à la partie du Cerveau oppofée aux playes.

Les commotions doivent étre toûjours fuivies d'inflammation , & les contrecoups peuvent produire des inflammations , & des épanchemens de fang caufez par la rupture de quelque vaiffeau : mais quand on ne

A

trouve

trouve ni inflammation, ni épanchement de fang du côté de la Paralyfie, comme on le voit dans les obfervations que je raporte, on doit juger que la caufe eft au côté oppofé à la Paralyfie.

Il y a lieu d'étre furpris que *Boneti* inftruit par tant de belles obfervations, n'ait pas été de ce fentiment, luy qui raporte celuy de *Diemer-*
broeti t. 3. p. 339. qui affûre qu'il n'a jamais rémarqué de Contrecoup,
quoiqu'il ait veu plus de 200. Soldats bleffez à la tête. *Fallope* dit auffi
qu'il a veu plus de 100. perfonnes bleffez à la tête, fans avoir jamais
rémarqué de Contrecoup.

OBSERVATION I.

UN Officier ayant mis l'épée à la main avec un de fes Camarades,
fut bleffé à la paupiere inferieure de l'œil droit, précifement à
l'endroit où fort un rameau de la branche anterieure de la cinquiéme
paire de Nerfs, qui perce l'os Maxillaire au deffoûs de l'Orbite pour fe
diftribuer dans la jouë. La playe étoit petite, & n'a été que quatre jours
à guerir. Il y eft feulement furvenu une petite inflammation à la con-
jonctive de la paupiere inferieure qui s'eft guerie en deux jours.

Le fecond jour que cét Officier a été bleffé, il s'eft fenti un cruel mal
de tête du méme côté de fa bleffure, & qui luy a continué jufqu'à fa
mort. Il a auffi fenti le méme jour une douleur legere au bras gauche
qu'il ne pouvoit prefque pas rémüer. Je n'ay veu cét Officier qu'un mois
aprés avoir été bleffé. Il avoit été faigné une fois, la douleur de fon
bras avoit beaucoup augmentée, & devint dans la fuitte plus forte, quoiqu'on y eut appliqué tous les remedes adouciffans qu'on pû s'imaginer,
& fait plufieures faignées tant du bras que du pied. Son bras a perdu de
plus en plus le mouvement, & eft enfin devenu tout-à-fait paralytique.
Cét Officier eft mort trois mois aprés avoir été bleffé, & pour lors la
cuiffe du méme côté du bras paralytique commençoit auffi à devenir
paralytique.

Son jugement a été fort fain jufqu'au dernier foûpir. Son œil droit
a toûjours paru auffi bon que le gauche, & il voioit fort bien de tous
les deux.

Un fait auffi furprenant m'obligea d'ouvrir cét Officier : mais avant de
toucher à la tête, j'ay commencé par diffequer l'endroit où il avoit été
bleffé ; il ne paroiffoit pas que l'épée ait penetré jufqu'au rameau du
nerf de la cinquiéme Paire, & je n'y trouvé rien dont je pû tirer
aucune confequence. Cela fait on ouvri le Crane, la Dure-mere étant
coupée tout au tour, je voulu détacher le cerveau de la bafe du Crane,
mais je m'aperçeu qu'il étoit adherant à la Dure-mere, juftement fur
l'endroit de l'Orbite où les Mufcles de l'œil prennent leur origine ; ce
qui me fit juger qu'il y avoit eu inflammation. Je feparé cette adhe-
rance,

tance , mais la Pie-mère s'étant déchirée , il se fit une ouverture au Cerveau à la partie anterieure , & laterale du Nerf optique. Il en sorti beaucoup de Pus épais comme de la boulie & d'un blanc verdatre. Je crû d'abord que ce Pus étoit contenu dans le Ventricule droit, mais ayant entiérement detaché le Cerveau de la base du Crane , je le posé à la renverse, j'ouvris le Ventricule droit , en emportant avec le Scalpel , une partie du Lobe moien , & inferieur. L'eau claire dont il étoit rempli , me fit connoître que le Pus n'étoit pas contenu dans ce Ventricule. J'introduisi une sonde dans le trou par où le Pus étoit sorti , & l'ayant dilaté avec les ciseaux , je trouvé un abcez de la longueur de trois pouces sur deux de largeur, & du moins deux de profondeur , le Pus qui le formoit étoit dans le Processus externe , & étoit contenu par la partie fibreuse , & medullaire, qui couvre les corps cannellez externes, ou inferieurs, qui étoient tous consommez.

OBSERVATION II.

UN Soldat est venu dans nos Hôpitaux , huit jours aprés qu'il eut reçeu un coup d'épée, qui luy avoit dechiré la paupiere inferieure de l'œil droit, il y avoit une grande inflammation dans tout le Globe de l'œil qui luy sortoit de l'Orbite , par ce qu'il étoit devenu extraordinairement gros. Il avoit senti dés les premiers jours une douleur de tête du même côté du coup , & ne pouvoit se servir du bras gauche , ni des doigts, ne pouvant le lever , ni le plier , il n'y sentoit pourtant point de douleur. L'observation précedente me fit soubçonner que quelque inflammation commençoit à se former dans les corps cannellez , & que plusieures saignées pourroient bien la dissiper. Je l'ay fait saigner sept fois du bras , & trois fois du pied , & nous avons eu la satisfaction de voir, qu'à mesure qu'on réiteroit les saignées la douleur de tête diminuoit, le bras récouvroit de plus en plus son mouvement , qu'il a enfin récouvert entiérement, & le Malade est fort bien gueri.

Je n'entreprendray point icy d'expliquer , pourquoy à l'occasion d'un coup reçeu à la paupiere inferieure, il se fait inflammation aux corps cannellez : tout ce que j'ay pû m'imaginer à ce sujét n'a pû me satisfaire , & la chose me paroit bien difficile. On peut mettre de ce nombre les faits suivans.

Un Soldat est venu à nôtre Hôpital avec un coup d'épée qui ne penetroit presque pas les Glandes Tyroïdes du côté droit, il eut d'abord quelque difficulté d'uriner , qui fut suivi d'une rétention d'urine. Sa playe fut guerie en peu de jours , mais sa rétention d'urine luy resta , dont il est mort.

Deux Officiers en badinant avec des batons dont ils se portoient des bottes , un des deux reçeu un coup à la paupiere inferieure de l'œil gauche qui la déchira tant foit peu , il devint d'abord paralytique de tout le côté droit. La playe fut guerie au bout de cinq jours , mais il eft refté paralytique.

Un Officier en fe battant avec un de fes Camarades , reçeu un coup d'êpée qui apuia fur l'os des Iles du côté droit , il devint d'abord paralytique du bras gauche , fa playe s'eft guerie , & il eft refté paralytique.

Un Officier ayant reçeu un coup d'êpée à la partie inferieure laterale externe de la cuiffe droite , eft devenu paralytique du bras gauche. Sa playe s'eft guerie , mais il eft refté paralytique. Je n'ay point veu ces trois derniers faits : mais ils m'ont été affurez par des perfonnes de probité.

Pour révenir à ma premiere Obfervation. La Paralyfie oppofée à l'ab-cez me fit conjecturer que la partie droite du Cerveau fourniffoit des efprits pour les mouvemens de la partie gauche du corps , & que la partie gauche du Cerveau en fourniffoit pour les mouvemens de la partie droite du corps. J'ay cherché dans le *Sepulchretum fivè Anatomia Practica Boneti.* In folio. Imprimé à Geneve en 1700. pour voir fi je ne trouverois point quelques obfervations femblables. J'y ay trouvé les fuivantes.

Il raporte *p.* 360. *Obferv.* 4. *t.* 1. qu'une Fille en portant un fardeau fur fa tête , fenti craquer par deux fois , comme fi quelque chofe fe rompoit dans fa tête : elle devint quelques mois aprés Paralytique du côté gauche , & même la Machoire inferieure étoit tirée du côté droit , ayant quelquefois des mouvemens convulfifs du côté gauche avec un grand mal de tête. Elle eft morte prés de deux ans aprés , pendant lef-quelles il luy eft furvenu differens Symptomes qu'on pourroit lire dans *Boneti.*

On luy ouvri le Crane , & ayant coupé une portion de Cerveau Jufqu'au Ventricule droit , il en eft d'abord forti de l'eau trouble ; mais ayant coupé plus bas , ou luy a trouvé un abcez de la groffeur d'un œuf de poule , contenu dans une membrane particuliere remplie d'une eau trouble.

Cét abcez étoit aparament dans les corps cannellez , fuivant ce qu'on peut juger de fa rélation qui n'eft pas bien circonftanciée par raport aux parties du Cerveau.

Il raporte *p.* 371. *Obferv.* 18. qu'un jeune homme melancholique devint Paralytique du côté gauche , avec des convulfions du côté droit.

On trouva aprés fa mort un abcez dans le côté droit du Cerveau , dont les veines étoient trés-groffes , & remplies de fang.

Il raporte *p.* 372. qu'un Soldat ayant été bleffé à la partie pofterieure de la tête , fix jours aprés il eut des Vertiges , & une douleur dans l'œil droit. Au 20. jour , il devint Paralytique du côté droit , & au 21. des mouvemens convulfifs au côté gauche.

Aprés fa mort on trouva un grand abcez dans le côté gauche du Cerveau , contenu dans une membrane particuliere. Pag.

Pag. 374. il parle d'une Paralyſie ſurvenuë, enſuite d'une playe qui paroiſſoit legere.

Aprés la mort du Bleſſé, on luy trouva un abcez dans le côté du Cerveau oppoſé à la Paralyſie.

Il raporte t. 3. *de vulneribus, & plagis liv.* 4. ſect. 2. p. 312. qu'il tomba ſur la tête d'une Servante une groſſe pierre, qui la fit tomber ſur le côté droit de la tête ; elle ſe fracaſſa l'os du front, & les Parietaux vers la Suture coronale. Il ſe forma par la ſuitte des Champignons gros comme des œufs, qui tomboient d'eux-mémes, en ſorte qu'il s'en ſepara à diverſes fois, gros comme le poing. Elle a vécu 36. jours, pendant leſquels elle a été Paralytique du côté gauche.

On a trouvé aprés ſa mort une grande cavité dans la partie droite du Cerveau, produite par la ſortie du Cerveau par la playe.

Il raporte p. 314. qu'un homme ayant été bleſſé par un inſtrument, qui luy avoit percé l'os des Tempes, & la Dure-mere : aprés quelques ſémaines devint Paralytique du côté oppoſé à la playe, & eut des convulſions du côté de la playe.

On luy trouva aprés ſa mort, beaucoup de Pus entre la Dure-mere, & le Cerveau à l'endroit de la playe.

P. 320. il raporte qu'un homme ayant été bleſſé ſur la partie gauche de la tête, tomba dans la ſuitte dans une affection ſoporeuſe, & devint aprés Paralytique de tout le côté droit du corps.

On a trouvé aprés ſa mort, la Dure mere du côté gauche toute livide, & la partie du Cerveau qui étoit deſſoûs étoit ſphacelée. Il ne paroiſſoit rien de changé à la partie droite.

P. 330. il dit qu'un Payſan, ayant été bleſſé à l'Occiput, devint le 14. Paralytique du bras, & de la jambe gauche. Aprés ſa mort, on luy trouva un abcez dans la partie droite, & poſterieure du Cerveau.

Job à Meckren dans ſa Chirurgie p. 86. raporte une Paralyſie du bras gauche, qui a commencé par la Paralyſie du doigt du milieu, cauſée par un coup d'inſtrument pointu, reçeu à la partie poſterieure du Parietal droit.

Aprés la mort, on trouva que le coup avoit penetré juſques dans le Ventricule droit du Cerveau dans lequel il y avoit du Pus.

Aprés toutes ces obſervations je n'ay douté nullement du changement des eſprits animaux d'un côté à l'autre, & pour m'en aſſurer davantage j'ay fait les experiences ſuivantes ſur des Chiens vivans.

Je fis attacher un Chien ſur une table, couché ſur le ventre, la Machoire inferieure appuiée ſur la table. Je luy découvris l'os parietal gauche ; & aprés avoir emporté une piece de cét os par le Trepan, j'enfoncé un canif dans le cerveau, je le coupé de haut enbas de droit à gauche, dans ſa partie anterieure, & dans ſa partie poſterieure ; je le coupé de haut enbas, de la partie anterieure à la partie poſterieure, & enfin je

EXPERI-
ENCE,

le

le coupé horifontalement dans fa partie moienne, de la partie antérieure à fa partie poſterieure. Il en eſt d'abord forti beaucoup de ſubſtance du Cerveau, & il en feroit forti plus de la moitié, fi je ne l'eut empê-ché. On a auſſi-tôt pancé le Chien qui s'eſt trouvé trés-foible. Voici ce qu'on a rémarqué pendant 76. heures qu'il a vécu.

Les deux jambes du côté droit avoient perdu entiérement le mouve-ment. Il avoit beaucoup de force du côté gauche, & même il marchoit fur les jambes du côté gauche, pourveu qu'on le foutint, ou qu'il fut appuié contre la muraille. On s'aperçeu le lendemain qu'il rémüoit les jambes droites, il ne pouvoit pourtant fe foutenir que fur la jambe de devant ; car quand il marchoit il traînoit celle de derriere, mais il les avoit fi foibles toutes deux qu'il ne pouvoit faire deux pas fans tomber du côté droit : ce qui a continué de même jufqu'à fa mort. On l'a pancé tous les jours avec l'eau de vie.

J'ay ouvert le Crane aprés fa mort. Il étoit forti beaucoup de Cerveau du côté gauche.

J'ay réïteré la même experience fur d'autres Chiens qui m'ont donnez à peu prés les mêmes phenomenes. On ne réüſſi pourtant pas toûjours dans ces experiences comme on le fouhaiteroit, parce qu'on ne coupe pas toûjours ce qu'il faut couper, & pour lors le Chien rémüe les jam-bes du côté oppoſé à l'operation : mais on rémarque trés-bien que celles du côté de l'operation font fortes & agiles, & que celles du côté oppo-ſé à l'operation font foibles, il ne les rémüe pas fi facilement, & lorf-qu'il veut marcher il tombe toûjours de ce côté-là. Il fe fait quelque fois un fi grand épanchement de fang, & le Chien devient fi foible que tout devient équivoque. C'eſt ce qui fait que lorfque j'ay voulu em-porter la moitié du Cerveau à un Chien, il eſt devenu trop foible & eſt mort trop vîte, pour me donner des phenomenes capables de me ſatis-faire. Enfin l'experience ne manque jamais de réüſſir fi on a coupé les corps cannellez ou fi on les a bien feparé de l'Emifphere du Cerveau. La Paralyfie arrive infailliblement du côté oppoſé, & elle n'arrive jamais du côté du Cerveau fur lequel on a fait l'experience.

OBSERVATION III.

Uelque temps aprés que j'eu fait les experiences que je viens de raporter, on apporta à nôtre Hôpital un Cavalier de la garnifon âgé de 35. ans. Il avoit été furpris le jour précedent d'une Paralyfie de tout le côté droit, qui luy étoit furvenu aprés une legere Pleurefie, dont il avoit été gueri. Lorfque je le vifité, il ne pouvoit rémüer ni le bras, ni la jambe droite, ni fe tenir fur fon feant. Il n'avoit point la Machoire inferieure de travers, il ouvroit la bouche, & la fermoit avec facilité. Il ne pouvoit rémüer la langue qu'avec beaucoup de diffi-

culté

culté & ne pouvoit la tirer hors la bouche , ni prononcer aucune parole.

L'œil droit paroiſſoit fletri , & il n'en voioit aucunement ce que je reconnoiſſois parce qu'en luy preſentant le doigt , ou un baton fort prés de cét œil , il ne faiſoit aucun mouvement de la paupiere. Mais ſitôt que je luy touchois l'œil , il fermoit d'abord la paupiere. Lorſque je luy preſentois le doigt ou un baton à l'œil gauche , il fermoit tout auſſi-tôt la paupiere , quoique je ne luy toucha pas.

Il avoit le ſentiment auſſi bon du côté paralitique que de l'autre côté.

Un mois aprés qu'il eſt entré à l'Hôpital , il remüoit aſſez facilement la langue , & la tiroit même un peu hors la bouche , mais il ne pouvoit prononcer autre choſe que *Non*.

Il fut attaqué du Scorbut quinze jours aprés , & d'un Flux de ventre , dont il eſt mort deux mois aprés être entré à l'Hôpital , n'ayant pû être ſoulagé par aucun rémede.

Son jugement a toûjours été fort ſain pendant ſa maladie , il n'a point eu de mouvemens convulſifs.

Aprés ſa mort j'ay levé le Cerveau , & la moëlle de l'Epine : j'ay commencé par diſſequer la moëlle de l'Epine dans laquelle je n'ay rien trouvé que de naturel , non plus que dans le côté droit du Cerveau. Mais j'ay trouvé dans le côté gauche toute la protuberance anterieure qui contient , les corps cannelez internes & ſuperieurs , les moiens , & les externes ou inferieurs , toute diſſoute & réduite en une matiere ſemblable à de la lie de vin. Il ne paroiſſoit pas que cette partie ait été gonflée , & qu'elle ſoit devenuë plus groſſe , qu'elle n'étoit naturellement.

Les Couches optiques , ni le Nerf optique n'étoient nullement endommagez.

Les Obſervations précedentes m'ont donné lieu de croire , que les eſprits animaux qui font mouvoir les parties du corps , ſe filtroient dans le côté du Cerveau oppoſé à la partie qui ſe meut. On peut tirer les concluſions ſuivantes de cette troiſiéme Obſervation.

I. Que le mouvement des parties ſe fait par les eſprits animaux qui font filtrez dans le côté du Cerveau oppoſé à la partie qui ſe meut.

II. Que les eſprits animaux , du moins ceux qui font mouvoir les bras & les jambes , viennent des Hemiſpheres du Cerveau , & paſſent par les corps cannelez.

III. Que les eſprits animaux qui viennent des Hemiſpheres du Cerveau ne font pas le ſentiment.

IV. On pourroit peut-être encore conclure , que les eſprits animaux, ou du moins la plus grande partie des eſprits qui vont dans le Nerf optique , paſſent par les corps cannelez moiens , puiſque nôtre Paralytique ne voioit pas de l'œil du même côté de la Paralyſie , & qu'il ne paroiſſoit aucun changement , ni dans les Couches optiques , ni dans le Nerf optique. Mais auſſi la cauſe de cét accident ne ſeroit-t'elle pas venuë , de

B

ce que

ce que les membranes , & les humeurs de l'œil , n'ayant plus leur ressort naturel , la lumiere n'y pouvoit pas facilement passer ; & cette seule cause suffit pour empêcher l'action des raions sur la retine , puisqu'ils ne peuvent parvenir jusqu'à elle , ou s'ils y parviennent , c'est avec tant de confusion , qu'ils ne peuvent y exciter une sensation parfaite , quoique d'ailleurs il n'y ait rien qui empêche les esprits de couler dans la retine.

Il faut rémarquer icy que dans toutes les experiences que j'ay fait , & qui ont réüssi. Les Chiens ne voioient pas de l'œil opposé au côté du Cerveau sur lequel on avoit fait l'operation , parce qu'on coupe les Couches optiques , & souvent le Nerf optique en travers.

OBSERVATION IV.

UN Soldat de la garnison fut apporté à nôtre Hôpital , il avoit été blessé le jour précédent par une pierre qui pesoit environ deux livres , qui luy étoit tombée de la hauteur de 20. pieds , sur la partie superieure , & posterieure du Parietal droit , & y avoit fait une playe de la longueur de trois lignes , aux Tegumens seulement , l'os n'étoit point découvert. Il avoit été un peu étourdi d'abord , mais il n'est point tombé du coup , & il ne luy étoit arrivé aucun accident ; néantmoins le Garçon Chirurgien qui le pança , ne laissa pas de luy faire une incision cruciale. Il découvri l'os auquel on n'aperçeu ni impression , ni aucune alteration. Il fut saigné du bras deux fois le même jour , & les jours suivans on luy fit les autres remedes generaux.

Le sixiéme jour de sa blessure , il eut un frisson considerable suivi d'une fievre , qui luy a duré jusqu'à la mort. Il fut saigné encore deux fois , & le huitiéme de sa blessure , il est devenu Paralitique du bras , & de la jambe gauche. Il avoit le sentiment fort bon , car sitôt qu'on le pinçoit dans ces parties paralitiques , il crioit qu'on luy faisoit mal.

Le onziéme de sa blessure , il a commencé à delirer , & il est mort ce jour-là dans le delire.

On luy a ouvert le Crane six heures aprés sa mort. On n'a trouvé aucune fissure au Parietal ; la premiere table étoit un peu noire à l'endroit du coup. Il ne paroissoit rien du tout à la seconde table , dont la couleur n'étoit point changée. On n'a rien aperçeu d'extraordinaire à la partie externe de la Dure-mere : mais ayant coupé la Dure-mere , on a trouvé toute la partie superieure de l'Hemisphere droit du Cerveau , toute couverte de Pus , mais legerement , depuis sa partie anterieure jusqu'à sa partie posterieure , & depuis sa partie superieure , du côté interne jusqu'au corps calleux & du côté externe jusqu'à sa partie moienne. Cette suppuration étoit sans doute la suite d'une inflammation causée par la commotion qu'avoit produit le coup.

L'Inflammation n'occupoit que la partie corticale. Il n'y en avoit
point

(9)

point dans la partie medullaire , si on en excepte l'endroit qui étoit vis
à vis de la playe , où il s'étoit fait deux petits abcez de la grosseur d'un
gros pois , & qui joignoient la partie corticale.

On n'a rien trouvé de derangé dans tout le reste du Cerveau.

Je ne sçais si on pourroit tirer une consequence de cette Observation,
qui est, que les esprits animaux qui font mouvoir les bras , & les jambes, viennent uniquement de la partie superieure des Hemispheres du
Cerveau. L'experience suivante donne lieu d'en douter.

J'ay fait le Trepan à un Chien sur le milieu du Parietal gauche , & EXPERI-
avec un canif que j'ay enfoncé par le trou du Trepan, Je luy ay coupé la ENCE.
moitié de l'Hemisphere du Cerveau horisontalement , de la partie anterieure à la partie posterieure. On a pancé le Chien avec l'eau de Vie.
Voici ce qu'on y a rémarqué.

Il remüoit les jambes du côté opposé à l'operation : mais il les avoit si
foibles, que quoiqu'il s'appuioit dessus , il ne pouvoit pas faire deux
pas sans tomber du côté droit , & pendant qu'il a vécu , il n'a point eu
de Paralysie parfaite.

OBSERVATION V.

UN Soldat fut amené à nôtre Hôpital , six heures aprés avoir reçeu
un violent coup de sabre sur la partie superieure, & moienne du Parietal gauche , prés la Suture Lambdoide ; il y avoit enfonçure , l'os étoit
fracassé en cét endroit en plusieures esquilles , qui comprimoient la
Dure-mere , & la substance du Cerveau ; il étoit dans un assoupissement
qui obligea le Chirurgien Major de le trepaner dans le moment. Il n'eut
pas plûtôt tiré les esquilles, que le Blessé revint de son assoupissement ,
mais il ne pouvoit remüer ni le bras , ni la jambe droite , ayant néantmoins le sentiment aussi vif de ce côté là , que de l'autre. Il se servoit
fort bien de son bras , & de sa jambe gauche. Trois jours aprés , il remüoit aussi facilement le bras , & la jambe droite que la gauche. Son
jugement s'est conservé trés-sain depuis le jour qu'il a été trepané , jusqu'au dix , qu'il a eu des mouvemens convulsifs au côté gauche , & a
réperdu le mouvement au côté droit ; il y avoit quelquefois des mouvemens convulsifs. Il est mort le 12. de sa blessure dans les mouvemens
convulsifs.

Ayant ouvert le Crane aprés sa mort , j'ay trouvé une trés-grande
quantité d'esquilles dans l'endroit de la fracture , la Dure-mere étoit
percée , & fort épaisse. L'Inflammation qui étoit arrivée à cette partie ,
s'étoit communiquée au côté droit , en forte que la substance corticale
en étoit un peu enflammée, de la grandeur , & de l'épaisseur d'un liard ,
& celle de l'endroit du coup ne s'étendoit pas plus de la largeur d'un escu .
La substance medullaire n'étoit nullement enflammée , & je n'ay rien

                                            apperçeu

apperçeu d'extraordinaire dans tout le reste du Cerveau. Il est étonnant qu'une si petite inflammation ait causé la Paralysie , & enfin la mort. A l'égard de la Paralysie , il y a aparence , que la partie corticale étant comprimée ou enflammée , comprimoit non seulement , ce qui est immediatement dessoûs , mais encore , ce qui est dans les côtés. Cette Observation me donna lieu de faire l'experience qui suit.

Experi-
ence.
On prit un grand Chien que l'on attacha bien sur une table. On luy découvrit la partie moienne de l'os Parietal droit , de la largeur d'un demi pouce. On appliqua dessus un morçeau de fer long de trois pouces , & dont le bout qui touchoit l'os , avoit environ quatre lignes de diametre en quarré , & à coup de marteau , on a enfoncé l'os de la largeur du bout de ce morçeau de fer. Le Chien a esté d'abord un peu étourdi. On l'a detaché aprés l'avoir pancé. On a essaié de le faire marcher , mais il n'a pû se soûtenir sur les deux jambes du côté gauche ; il les tenoit roides contre son ventre. Il se soûtenoit fort bien sur les jambes du côté droit , & les avoit aussi fortes , & aussi agiles , que si on ne luy eut rien fait , & marchoit avec ces deux jambes , pourveu qu'on le soûtint. Il ne voioit presque pas de l'œil gauche.

Aprés avoir examiné toutes ces choses , on mis le Chien dans un panier sur la paille. il y est resté tranquile. Une demie heure aprés , il a mangé une demie écüelle de soupe. Le soir , & les jours suivans , il mangeoit fort bien tout ce qu'on luy presentoit. Il ne pouvoit rien prendre avec ses babines du côté gauche , & il s'en servoit fort bien du côté droit. Il avoit un peu de peine à boire , le troisiéme jour , son œil droit étoit un peu enflammé , & plus fermé que le gauche : cépendant il en voioit bien , & ne voioit point du tout de l'œil gauche. Le quatriéme jour , il sembloit se mieux porter , il étoit plus fort , & marchoit facilement sur ses quatre pates. Le huitiéme jour il ne voulu pas manger , & le neuf , il luy prit un hoquet , avec de grands cris qu'il faisoit de temps en temps, ce qui luy dura environ deux heures , aprés quoy il est mort.

On luy ouvri le Crane , sa playe se trouva entiérement fermée par une chair qui étoit fort adherante , non seulement aux tegumens , mais aussi à l'os , & à la Dure-mere. Il y avoit plusieures esquilles enfoncées, & fort attachées à la Dure-mere , qui étoit un peu enflammée à l'endroit du coup , & avoit un peu suppurée. Il n'y avoit rien de changé dans la partie medullaire , ni dans tout le reste du Cerveau.

Voilà , je crois , Monsieur , des preuves assez convainquantes du changement des esprits animaux d'un côté à l'autre. Il s'agit presentement de sçavoir de quelle maniere ce changement se fait. C'est ce que je crois avoir trouvé.

'Toute la substance corticale qui se trouve dans les Hemispheres du Cerveau , fourni toute la partie medullaire , qui n'est qu'un amas d'un nombre infini de Tuiaux , dont les uns produisent le corps calleux , &
les

les autres fe raffemblent pour former les corps cannelez moiens. La partie inferieure des cuiffes de la moëlle allongée qui paroît entre les Nerfs
optiques , & le *Proceffus* annullaire , eft une continuité des corps
cannelez moiens. Les Fibres medullaires qui la compofent paffent au
travers du *Proceffus* annullaire , feparées les unes des autres par les Fibres
de ce *Proceffus* , avec lefquelles elles font entrélaflées , & fe raffemblent
à la partie inferieure de ce *Proceffus* , pour former uniquement les Corps
Piramidaux.

Châque Corps Piramidal fe divife à fa partie inferieure en deux groffes
Manipules de Fibres, le plus fouvent en trois & quelquefois en quatre.
Celles du côté droit paffent au côté gauche , & celles du côté gauche
paffent au côté droit , en s'engageant les unes entre les autres , comme
on le voit en **D** dans la premiere Figure.

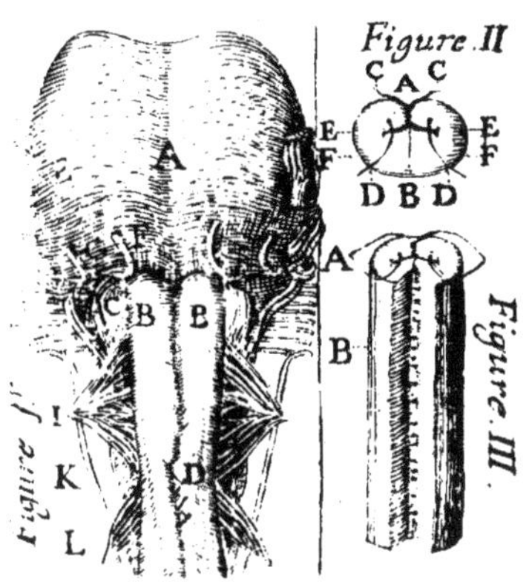

F I G U R E I.

Elle réprefente le changement des Fibres Medullaires d'un côté à l'autre.

A   *Le Proceffus Annullaire.*
B   *Les Corps Piramidaux.*
C   *Les Corps Olivaires.*
D   *La partie inferieure des Corps Piramidaux qui fe divifent châcuñ en
trois Manipules de Fibres qui paffent les unes entre les autres en
changeant de côté.*
E   *La cinquiéme Paire de Nerfs.*
F   *La fixiéme Paire de Nerfs.*
G   *La feptiéme Paire de Nerfs dont la partie dure eft trop éloignée de
la partie molle dans cette Figure.*   **H. La**

H   *La huitiéme Paire de Nerfs.*
I   *La neuviéme Paire de Nerfs.*
L   *La dixiéme Paire de Nerfs.*
K   *Le Compagnon de la huitiéme Paire de Nerfs.*

Il n'y a rien de fi facile de démontrer dans un Cerveau preparé , que toutes les Fibres Medullaires qui paſſent au travers du Proceſſus Annulaire , forment uniquement les Corps Piramidaux : c'eſt ce que je feray voir dans un Traité du Cerveau que je vous aurois dejà envoié, ſi j'avois pû faire deſſigner , & graver les Figures neceſſaires pour l'intelligence de la ſtructure du Cerveau , qui eſt bien differente , pour la direction des Fibres , de toutes celles qu'on a donné juſqu'à preſent. Ces Fibres changent ſi fort de ſituation les unes à l'égard des autres , que la deſcription que j'en ferois , ne pourroit pas ſervir de grand choſe , ſans la démontrer par des Figures. En attendant que je puiſſe vous les envoier , voici le Plan de cét Ouvrage.

Je commence par la Dure-mere. J'en décris les appendices , & les differentes directions de Fibres dont elles ſont compoſées ; & la maniere dont elles forment les Sinus.

Je fais voir que la racine de la Faux s'étend juſques ſur l'un des os du nez ; car elle paſſe par le trou qui eſt à la partie anterieure du *Criſta Galli* , & delà enfile le trou d'un des Os du né.

J'ay découvert un Sinus que j'appelle *Sinus Ophtalmique* , parce qu'il reçoit le ſang des veines de l'œil. On ne le trouve pas toûjours de la même forme : car il eſt quelquefois en forme de Canal comme le tuiau d'une plume à écrire. Il s'étend pour lors depuis le premier trou dechiré juſqu'au Sinus de l'os petreux. On le trouve d'autres fois comme un petit Etang ſur la cinquiéme Paire de Nerfs , & pour lors il ſe dégorge entiérement dans les foſſes de la Selle Sphenoide. J'ay trouvé ces deux varietés dans un même ſujet. Je n'en ay quelquefois point trouvé.

Je décris les Brides Verticales & les Horiſontales du Sinus longitudinales. Les Verticales couvrent une infinité de Glandes qui ſont dans la duplicature de la Dure-mere , & auſquelles aboutiſſent les arteres qui ſerpentent ſur la Dure-mere. Ces arteres ne ſe dégorgent point dans les Sinus comme quelques Autheurs le pretendent , ce que je démontre évidanment par des experiences , & par l'explication mechanique que je donne du mouvement du Cerveau , & de la Dure-mere.

Je diviſe le Cerveau en trois parties. Le Cerveau proprement dit , le Cervelet , & la moëlle allongée. Je découvre la ſtructure interne de châque Hemiſphere du Cerveau.

Je fais voir que les Fibres Medullaires tranſverſes qui compoſent le corps calleux , ſortent de tous les endroits des deux Hemiſpheres du Cerveau , & que de ces mêmes endroits il en ſort des Fibres Medullaires pour compoſer les corps cannelez moiens.

li

(13)

Il y a oûtré celâ des Fibres qui communiquent avec le corps calleux. Les principales font celles qui compofent la voute.

Les piliers pofterieurs de cette voute prennent leur origine dans la partie inferieure des Ventricules. Il s'élevent foûs le corps calleux, ils s'y
attachent, & deviennent ronds de plats qu'ils étoient, & s'uniffent ;
ils quittent aprés celà le corps calleux, fe feparent en fe plongeant à la
partie anterieure du trou qui eft audeffus de l'antonnoir, & par leur fi-
tuation ils reprefentent trés-bien la Vulve d'un Enfant. Ces piliers fe
continuent dans les petits corps blancs qui font prés l'Antonnoir ; de ces
petits corps blancs, il part des traits medullaires qui femblent ére une
continuité de ces piliers, qui rémontent au travers des Couches optiques, ces traits fe divifent à leur partie fuperieure en une infinité de
Fibres, dont les unes fe terminent au centre demi circulaire, les autres
dans la petite éminence qui eft à la partie fuperieure, & anterieure des
Couches optiques.

J'ay découvert un Canal fitué deffoûs le corps calleux, à la partie fuperieure du *Septum Lucidum* & de la Voute. Il commence à la partie anterieure du *Septum Lucidum*, par une cavité que l'on a découvert depuis
long-temps, & dont on ne connoiffoit point l'ufage. Cette cavité eft
large d'une ligne, une ligne & demie, quelquefois deux lignes. Elle eft
la partie la plus large du Canal qui va toûjours en diminuant de la partie
anterieure à la partie pofterieure, en forte qu'il fe termine en pointe. Il
a un pouce & demi de longueur, & quelquefois vingt lignes. L'on
trouve ordinairement ce Canal rempli d'une liqueur trés-claire, qui fans
doute y vient du corps calleux par les trous dont la partie fuperieure de
ce Canal eft criblée. Ils font en deux rangs, & font pofez alternativement
les unes à l'égard des autres : ils ne paroiffent que comme des piquures
d'épingles, encore ne peut-t'on pas les voir dans tous les fujets : mais je
les ay prefque toûjours trouvé dans ceux, dont j'ay nettoié les vaif-
feaux avec de l'eau chaude pour les remplir de cire. J'ay trouvé deux ou
trois fois à ces petits trous des rébords trés-blancs, comme s'ils for-
moient de petits *Sphincters*

Aprés avoir décrit le *Plexus* Choroide, & les deux Ventricules, dont
la Figure reprefente parfaitement bien l'oreille externe. Je viens au
Cervelet.

Je divife fa partie fuperieure en quatre Lobes. Il en a cinq de châque
côté dans fa partie inferieure, & un impaire. Je fubdivife tous ces Lobes, en feüillets, & en fillons.

Toutes les Fibres blanches qui fortent de la partie corticale du Cervelet, forment des ramifications que j'appelle les branches de la racine du
Peduncule, parce que par leur union, elles forment cette partie medullaire qui fe trouve dans le milieu de châque côté du Cervelet : &
c'eft cette fubftance medullaire que j'appelle la racine du Peduncule.

On

On trouve dans l'épaisseur de cette racine des Lignes brunes que je crois être faites par un tissu de vaisseaux qui forment un globe ovale à plusieures pointes. C'est ce que Mr. Vieussens appelle, *Corps Rhomboides*, mais ils ne sont pas bien représentée dans la Figure qu'il en donne.

Je considere quatre parties dans la moëlle allongée. Les Protuberances, les Cuisses, les Peduncules & la queüe de la Moelle allongée.

Les Protuberances sont composées des *Processus* internes qui contiennent les corps cannelez internes ou superieurs. Et des *Processus* externes qui contiennent les corps cannelez externes ou inferieurs. Les corps cannelez moïens separent ces deux *Processus* Ces Protuberances sont enfilées à leur partie inferieure par le trait transverse & un peu oblique.

Les couches Optiques font la partie superieure des Cuisses de la Moëlle allongée. On rémarque trois sortes de Fibres dans ces couches Optiques ; d'Obliques, de Longitudinales, & de transverses. Elles ont à leur partie posterieure le trou de l'*Anus*, & son *Sphincter*, La Glande Pineale, *les Nates*, & *les Testes*.

La partie inferieure des Cuisses de la moëlle allongée, est formée par les Fibres Medullaires, qui font entre les Nerfs optiques, & le corps annulaire. Ils ne sont qu'une continuité des corps cannelez moyens, & vont former le corps Piramydaux.

Je décris la direction des Fibres Grises qui sont dans l'épaisseur de ces Cuisses & qui vont se rendre au corps olivaire.

Je n'oublie pas les petits Corps ronds, & blancs, l'Antonnoir, la Glande Pituitaire, le troisiéme, & le quatriéme Ventricule, son *Plexus*, le Pont de Varole &c.

Les Peduncules font deux gros troncs qui font formez par les Fibres medullaires qui sortent du Cervelet. Ils produisent trois *Processus*. Le *Processus ad testes*, le *Processus ad medullam oblongatam* qui est le corps annulaire, & le *Processus ad medullam spinalem*.

La queüe de la moelle allongée a, sa partie anterieure, & sa partie posterieure. Les Corps Piramidaux, & les Corps Olivaires font la plus grande partie de la partie anterieure.

Les Corps Olivaires font formez par un entrelassement de Fibres medullaires, qui rend ces corps plus fermes qu'aucune partie du Cerveau. On n'y rémarque ni Fibres longitudinales, ni Fibres transverses. On y voit des lignes brunes qui sont de la même nature que les *Corps Rhomboides* du Cervelet, & forment la même figure, mais plus petite.

Les Processus à la moelle de l'Epine forment presque toute la partie posterieure de la queüe de la moelle allongée.

Je décris l'origine des dix Paires de Nerfs de la moelle allongée ; & enfin je donne une description nouvelle de la moelle de l'Epine, bien differente de celles qu'on a donné jusqu'à present. Je vous l'envoie en abregé avec la Figure que j'en ay fait faire.

Toute

Toute la moelle de l'Epine est divisée dans sa longueur en deux parties égales. Ces deux parties sont composées de Fibres Medullaires longitudinales qui sont unis ensemble par des Fibres Medullaires transverses. Ces Fibres transverses ne sont pas justement dans le centre de la moelle, car la division anterieure est moins profonde que la posterieure. La Pie-mere s'insinue par la division anterieure jusques sur les Fibres transverses : mais il n'y a que quelques vaisseaux trés-fins qui passent par la division posterieure, qui est pour cela moins apparente. Ce qui fait qu'on a plus de peine à separer la moelle à sa partie posterieure, qu'à sa partie anterieure. Les vaisseaux qui entrent dans la moelle par les deux divisions s'insinuent entre les Fibres transverses & s'y distribuent, & la rendent de couleur grise. Celà a donné lieu de croire qu'il y avoit de la substance glanduleuse dans la moelle de l'Epine, quoi qu'il n'y en ait point du tour. Ces vaisseaux se distribuent encore dans les côtés de la moelle, & forment un tissu entre les Fibres longitudinales, où on rémarque des lignes brunes qui sont réprésentées dans la seconde Figure.

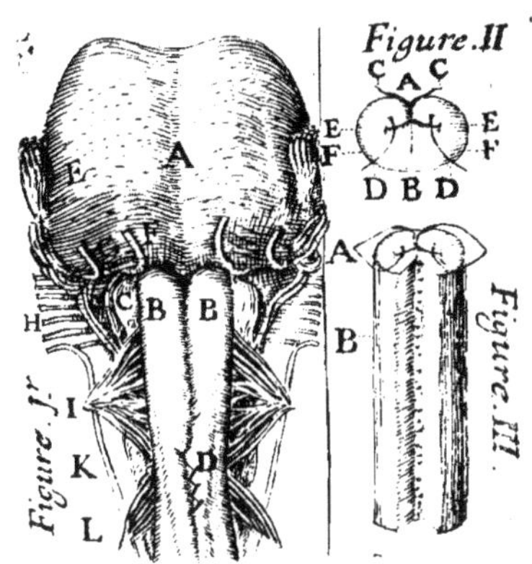

FIGURE II.

Elle réprefente la Moelle de l'Epine coupée en travers.

A La division anterieure.
B La division posterieure.
C Les Nerfs qui sortent de la partie anterieure de la Moelle.
D Les Nerfs qui sortent de la partie posterieure.
E Les Fibres Medullaires transverses.
F Les lignes brunes qui vont de ces Fibres transverses à la partie posterieure.

FIGURE III.

Elle réprefente un morçeau de la Moelle de l'Epine
avec les Fibres Tranfverfes.

A   *La jonction des Nerfs anterieurs avec les pofterieurs.*
B   *La Moelle feparée dans fa longueur à fa divifion pofterieure , au fond
de laquelle on voit les Fibres tranfverfes.*

Voilà ce que vous auré de moy préfentement , je fuis de tout mon
cœur

MONSIEUR,

Vôtre trés humble & trés-
affectionné Serviteur P. * *

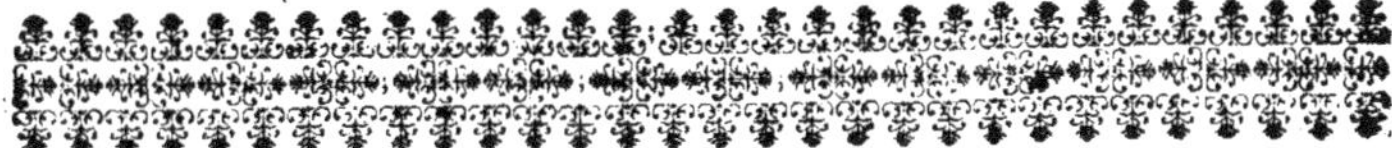

LETTRE II.

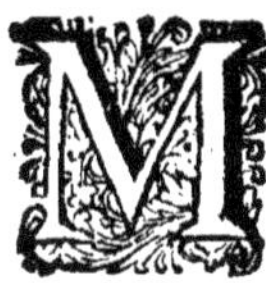ONSIEUR,

J'ay reçeu, comme je dois, les complimens que vous me faites sur le nouveau Systeme que je vous ay envoié. On peut bien l'appeller nouveau puisqu'il n'a passé que pour une conjecture dans l'esprit de quelques Autheurs, & présentement c'est un fait incontestable, aprés les preuves évidentes que j'en donne, fondées sur des observations, sur des experiences, & sur la propre structure du Cerveau.

Vous me paroissé étonné de ce que la Moelle de l'Epine a été si peu connuë jusqu'à present, cette partie n'étant pas fort composée, puisqu'elle n'a que des Fibres longitudinales, & transverses.

Pour vous faire révenir de vôtre surprise, je vous diray, Monsieur, que pour bien examiner la structure de la Moelle, il faut la dissequer le même jour, ou tout au plûtard le lendemain de la mort du sujet; si l'on attend davantage elle devient si molle, qu'il n'est pas possible d'y travailler. La même chose arrive si l'on n'y travaille pas immediatement aprés qu'on l'a tiré de la cavité des Vertebres; il se rencontre même trés-souvent que la Moelle de l'Epine se trouve naturellement trop molle, quoiqu'on la tire immediatement aprés la mort. Joigné à celà la peine qu'il faut se donner pour la tirer des Vertebres. Toutes ces difficultés font cause que ceux qui ont traitez de cette partie, ont seulement rapportez ce qu'ils ont trouvez dans les Autheurs les plus fameux qui les ont précedez. Le grand nom des Autheurs n'impose que trop souvent, & pour peu qu'on trouve de difficulté dans une matiere, on s'en raporte facilement à ce qu'ils en ont dit sans l'examiner davantage. Mr. *Tournefort* tout exacte qu'il se proposoit d'être dans ses Ouvrages de Botanique, n'a pas laissé de tomber dans cette faute. Souvené vous s'il vous plait, de ce que je vous en ay dit, lorsque nous trouvâmes les deux Especes de Saxifrage d'Or dans l'Herborisation que nous fismes ensemble. La Chimie n'est pas exempte de ces réproches. Combien de fausses expe-

C 2

riences

riences rapportées par des Autheurs sur la bonne foy des autres ; & les donnent comme des preuves de leur Systeme.

Révenons à vôtre Lettre. Vous me prié qu'en attendant que je puisse vous envoier mon Traité du Cerveau, de vous éclaircir de quatre choses.

La premiere, si c'est le Cervelet qui fourni des esprits pour produire le sentiment, ou s'ils viennent seulement de quelque endroit de la Moelle allongée : puisque selon moy, le Cerveau proprement dit, ne fourni des esprits que pour le mouvement.

La seconde, quelle est mon opinion sur la nature des esprits animaux, & la matiere qui les compose.

La troisiéme, ce que je pense du suc nerveux de Vuillis.

La quatriéme, si les esprits animaux fermentent avec quelque partie de la masse du sang, pour faire la contraction des Muscles, & si cette partie du sang est Acide, ou Alkali.

Pour satisfaire à vôtre premiere question, je vous diray que veritablement je ne crois pas que le Cerveau proprement dit, fournisse des esprits pour le sentiment. Examinons la Moelle allongée, pour voir si nous n'y trouverons point quelque partie capable de les fournir.

Les *Processus* externes, & internes sont composez de substance glanduleuse, & de substance medullaire : mais par la troisiéme Observation que je vous ay envoié, il est certain qu'ils ne fournissent point d'esprits pour le sentiment.

Les Couches Optiques sont grises, & paroissent étre composées de substance glanduleuse, & de Fibres medullaires : mais il semble que la plus grande partie de ces Fibres medullaires, se rendent dans les corps cannelez moiens par un chemin contraire à la circulation des esprits.

Les *Nates*, les *Testes*, & la substance qui est dessoûs sont composées de substance blanche, & de substance grise : mais on ne sçait si elle est glanduleuse. De sorte qu'on ne peut rien décider de certain, ny méme conjecturer que le sentiment soit produit par les esprits animaux qui viennent d'aucune partie de la Moelle allongée.

Il me paroissoit plus vraisemblable que le sentiment fut produit par les esprits qui sont filtrez dans le Cervelet : néantmoins l'Observation suivante me donne lieu d'en douter.

OBSERVATION.

UN Soldat de Compagnie Franche fut apporté à nôtre Hôpital, six heures aprés avoir été blessé d'un coup de balle, qui luy entroit à la partie inferieure, & posterieure du col, au côté gauche vis à vis la sixiéme Vertebre du col. Le Chirurgien tenta inutilement de trouver la balle : on voioit bien que le coup montoit de bas en haut, mais on ne pû en réconnoître le trajet, on le pança platement. Il est mort quarante

trois

trois heures aprés avoir réçeu le coup. Un de ces Camarades nous a dit qu'il avoit été blessé dans le temps qu'il passoit par-dessus une haye pour se sauver.

Aprés sa mort on a trouvé, que la balle avoit passée dans le *Trapeze*, le *Splenius*, le *Complexus*, & avoit percé le Crane, au côté gauche du trou par où passe la Moelle de l'Epine : elle avoit traversé la partie gauche du Cervelet, & penetré jusques dans le Lobe posterieur de l'Hemisphere gauche du Cerveau.

Il faut rémarquer que la balle n'a point endommagé la racine du Peduncule, & qu'elle n'a traversé que les branches de cette racine, où il y avoit fort peu d'inflammation. Voici ce qu'on a rémarqué pendant les quarante trois heures qu'il a vécu.

Son jugement étoit quelquefois bon, il répondoit pour lors avec connoissance à ce qu'on luy demandoit ; mais le plus souvent il deliroit.

Il étoit toûjours en agitation, se tournant dans son lict de côté & d'autre, & rémüant sans cesse les bras, & les jambes ; malgré celà, on ne rémarquoit aucune vîtesse dans son pous qui a toûjours été bien reglé.

Il avoit la respiration bonne, & le sentiment si vif par tout le corps, que lorsqu'on le touchoit en quelque partie, il la rétiroit aussi-tôt.

Il a uriné quelque fois, & a été une fois à la selle. Il n'a rien du tout avalé pendant tout ce temps-là.

Il semble que, si le sentiment étoit produit par les esprits qui se filtrent dans le Cervelet, il auroit dû étre lezé en cette occasion, dans un bras ou dans une jambe de ce Blessé, cependant il paroissoit plus sensible qu'on ne l'est naturellement.

Cette Observation m'a donné lieu de faire les experiences suivantes. EXPERI-ENCE.

On a trepané un Chien à la partie posterieure du Parietal gauche, j'ay porté un canif par le trou du Trépan du côté du Cervelet. Je l'ay enfoncé obliquement de droit à gauche pour couper la moitié du Cervelet. Celà fait, on a detaché le Chien. On a rémarqué que sa teste, & tout son corps se courboit du côté gauche, & formoit comme un arc, par la contraction des Muscles du Col, de l'Epine, & des Lombes du côté gauche, & par le rélâchement des mémes Muscles du côté droit. On a voulu voir s'il pourroit se soutenir sur ses jambes. Il se soutenoit assez bien sur les deux jambes du côté gauche, mais les jambes du côté droit étoient si foibles, qu'il ne pouvoit s'appuier dessus ; il ne laissoit pourtant pas de les rémüer.

On a couché ce Chien sur le côté droit, il s'y trouvoit tout étendu, sans qu'il paru que les Muscles du Col, & de l'Epine du côté gauche, fussent dans une plus forte contraction que ceux du côté droit. Mais sitôt qu'il faisoit effort pour se lever son corps se courboit, & rétomboit d'abord du côté droit, ce qui le faisoit quelquefois rouler comme une boule.

Il avoit une grande, & une petite inspiration alternative ; une heure

aprés il a eu trois , quatre , cinq petites inspirations pour une grande , &
dans la grande inspiration il paroissoit avoir de petits mouvemens convulsifs dans le Diaphragme. Deux heures aprés les jambes du côté droit se
sont mis dans une convulsion trés-forte , & la jambe de derriere du côté
gauche avoit de violens mouvemens convulsifs. Enfin le Chien est devenu
trés-foible , ses jambes flasques , n'y ayant plus ni convulsion , ni mouvemens convulsifs. Il a fait de grandes inspirations , mais éloignées les
unes des autres , & est mort trois heures aprés l'operation.

Tout ce que j'ay pû faire pour découvrir s'il n'avoit point perdu le
sentiment dans quelque partie de son corps ne m'a donné aucune satisfaction , & tout m'a parû trés-équivoque.

On luy a ouvert le Crane , j'ay trouvé que j'avois coupé le bout du Lobe posterieure de l'Hemisphere gauche du Cerveau , j'avois ouvert le Ventricule gauche. J'avois coupé une partie du côté gauche du Cervelet , &
un peu endommagé la partie anterieure du Peduncule. Tous les quatre
Ventricules estoient remplis de Sang.

EXPERI-
ANCE. N'ayant pas été content de cette experience , j'ay voulu la faire d'une
autre maniere. J'ay percé avec un ciseau la partie droite de l'Occipital d'un
Chien tout proche de l'Epine qui le partage dans son milieu. J'ay enfoncé
un Canif de droit à gauche par cette ouverture, pour couper la partie gauche du Cervelet. Celà fait on l'a detaché , on a rémarqué , comme au
précedent , que son corps se courboit en arc du côté gauche. Qu'il ne
pouvoit se soutenir du côté droit , ce qui le faisoit rouler comme une
boule , lorsqu'il faisoit effort pour se lever. Il étoit sensible dans toutes
les parties de son corps , ce qu'on a encore mieux rémarqué les jours
suivans , quoiqu'il fut trés-foible. Sa respiration a toûjours été bien
reglée pendant six jours qu'il a resté dans cét état. Il n'a rien avalé dans
tout ce temps-là.

On luy a ouvert le Crane aprés sa mort. J'ay trouvé la plus grande
partie du côté gauche du Cervelet coupée , jusques dans le milieu de la
racine du Peduncule.

J'ay fait les mémes experiences sur d'autres Chiens , qui m'ont donné
à peu prés les mémes Phenomenes.

Il ne paroît pas par ces experiences , que le Cervelet fournisse des esprits pour le sentiment : de sorte que nous ne pouvons rien décider de
certain là-dessus. Il faut attendre que quelque Observation nous éclair-
cisse , & nous donne lieu de faire de nouvelles experiences.

Vous me demandé mon opinion sur la nature des esprits animaux. Je
vous répond que je régarde les esprits animaux comme une matiere extremement subtile , qui par son flux continuel dans les parties, les rend
capables de sentiment , & de mouvement. Je puis vous assurer qu'il faut
bien peu de cette matiere pour mettre un Muscle en contraction ; & il
paroît par l'experience suivante , que le Cerveau ne fait pas une dépence
bien grande d'esprits pour le mouvement des parties.   En

En faifant des injeƈtions de liqueurs dans les veines jugulaires des Chiens vivans. Aprés leur mort, on ouvroit les Ventricules du cœur pour examiner l'état où fe trouvoit le fang de ces animaux par le mélange des liqueurs. On rémarqua que, lorfque l'on coupoit les côtés du Pericarde, toutes les parties du bas Ventre étoient agitées. Aprés avoir examiné la chofe, on trouva que celà n'arrivoit que lorfqu'on coupoit le Nerf Diaphragmatique, & que le Diaphragme fe mettant pour lors en contraƈtion, pouffoit les parties du bas Ventre, & les faifoit remüer. Celà fut caufe que toutes les fois qu'il mourroit un Chien par l'injeƈtion de quelque liqueur, on l'ouvroit un quart d'heure aprés, on pinçoit le Nerf Diaphragmatique, le Diaphragme ne manquoit pas de fe mettre en contraƈtion.

Si l'on pince en méme temps les deux Nerfs, le Diaphragme s'aplani prefque entiérement : & ce qu'il y a de beau dans cette experience, c'eft que fi l'on coupe les Nerfs Diaphragmatiques, le Diaphragme ne laiffe pas de fe mettre en contraƈtion auffitôt qu'on pince les Nerfs au-deffous de la coupure.

Si vous pincé le Nerf Sciatique, vous verrez differentes parties fe mettre en contraƈtion felon les differentes Fibres du Nerf qui feront comprimées. La jambe s'étendra, ou fe flèchira, le pied, & les doigts fe mettront en contraƈtion de differentes manieres.

J'ay pincé l'Intercoftal, & la huitiéme Paire vis à vis les Carotides; mais il ne s'eft fait aucune contraƈtion, ni au cœur, ni aux parties du bas Ventre.

J'ay rémarqué que le Diaphragme ne fe mettoit point en contraƈtion, aprés l'injeƈtion de certaines liqueurs, comme l'Efprit de Sel Armoniac, la folution de Vitriol bleu, & d'autres.

Pour ce qui régarde la matiere des efprits animaux, je crois qu'on ne la connoîtra jamais bien, elle n'eft point palpable : il feroit bien plus facile de découvrir celle du Súc Panercatique & du ferment de l'Eftomach, cependant on n'eft pas encore certain, qu'elles font les parties dominantes de ces liqueurs.

Vous vous contenterez s'il vous plaît pour le prefent de quelques experiences qui paroiffent contraires à quatre opinions que je trouve fur la matiere des efprits animaux. Mais je ne vous garanti pas que ces experiences détruifent abfolument le fondement de ces opinions.

La premiere eft de ceux qui ont établi que les efprits animaux eftoient Nitroaeriens. Selon eux l'Air que nous refpirons eft plein de Nitre femblable, ou Analogue à celuy que l'on rétire des terres. Vous fçavé les experiences qu'on raporte à ce fujét ; il eft inutile de vous les répéter, je vais feulement vous raporter les miennes.

J'ay fait diffoudreun once de Nitre purifié dans fix onces d'eau de pluye. J'ay injeƈté demi once de cette folution dans la veine jugulaire d'un Chien

Chien, il eſt mort dans le moment en convulſion. On l'a ouvert un quart d'heure aprés. Le Sang s'eſt trouvé rouge, & liquide dans le Ventricule droit du cœur, mais il s'eſt trouvé beaucoup plus rouge dans le Ventricule gauche.

EXPERI-ENCE. J'ay injecté dans la veine jugulaire d'un autre Chien deux dragmes de la même ſolution. Il eſt mort à l'inſtant ſans faire aucun mouvement.

On l'a ouvert un quart d'heure aprés. Le Sang s'eſt trouvé coagulé, & trés brun dans le Ventricule droit du cœur ; coagulé, & trés-rouge dans le Ventricule gauche.

EXPERI-ENCE. J'ay injecté une dragme de la même ſolution dans un autre Chien, il eſt mort dans le moment en convulſion.

On l'a ouvert un quart d'heure aprés. Le Sang s'eſt trouvé coagulé, & rouge dans le Ventricule droit du cœur ; liquide & d'un beau rouge dans le Ventricule gauche.

EXPERI-ENCE. J'ay injecté dans la veine jugulaire d'un autre Chien, une dragme de la même ſolution, mais j'y ay âjoûté demi once d'eau commune. Il eſt mort dans le moment en convulſion.

On l'a ouvert un quart d'heure aprés. On a trouvé ſon Sang coagulé, & rouge dans les deux Ventricules du cœur.

Les Chiens dans leſquelles j'en ay injecté deux Scrupules ſont rechapez, & il ne leur eſt arrivé aucun accident.

Rien n'a été ſi ſurprenant pour moy de voir qu'une dragme de ſolution de Nitre, où il entre tout au plus neuf grains de Nitre, ſoit capable de faire mourir un Chien, quoi que j'y ay âjoûté demi once d'eau : & j'en étois d'autant plus ſurpris que j'avois vû réchaper des Chiens, auſquels il n'étoit arrivé aucun accident, quoique j'euſſe injecté une dragme d'eſprit de Nitre mêlée avec trois dragmes d'eau : car ſi on n'y ajoûte point d'eau, le Chien meure.

Je vous laiſſe à raiſonner ſur ces experiences, & à examiner, ſi on pourroit conclure que les eſprits animaux ſont nitroaeriens, quand bien même il s'introduiroit dans le ſang une matiere Analogue au Nitre ordinaire.

La ſeconde opinion eſt, de ceux qui croient que les eſprits animaux ſont Salins Volatils, de la nature de l'eſprit du Sel Armoniac : parce qu'il fait quelquefois des merveilles dans les affections ſoporeuſes, qu'il paroît donner vigueur aux eſprits, & même les augmenter dans les affections cachectiques, où ils ſemblent languir.

EXPERI-ENCE. J'ay injecté, dans la Veine Jugulaire d'un Chien, deux dragmes d'eſprit du Sel Armoniac. Il eſt mort dans le moment en convulſion.

On l'a ouvert un quart d'heure aprés. Le Sang s'eſt trouvé liquide, & noir dans l'un, & l'autre Ventricule. On a pincé le Nerf diaphragmatique, le diaphragme ne s'eſt point mis en contraction ; & même dans toutes les injections que j'ay fait des Liqueurs compoſées, où il y entroit de

l'eſprit

l'efprit de Sel Armoniac, le Diaphragme ne s'eſt point mis en contraction, lorſqu'on a pincé le Nerf Diaphragmatique.

Les Chiens dans leſquels on n'a injecté qu'une Dragme ou une Dragme & demi d'eſprit de Sel Armoniac ſont réchapez ; mais ils ont eu des mouvemens convulſifs, & ſe ſont trouvez trés-foibles pendant quelque temps.

La troiſiéme opinion ſur la matiere des eſprits animaux eſt de ceux qui croient qu'ils ſont Volatils ſulphureux, tel que l'Eſprit de Vin ; parce que l'on voit que le Vin donne de la force, qu'il rend les gens gays, qü'il reveille, & qu'il aiguiſe pour ainſi dire l'eſprit, & qu'il fourni aſſez ſouvent de belles penſées.

J'ay injecté dans la veine jugulaire d'un Chien ſept dragmes d'Eſprit de Vin. Il eſt reſté ſans mouvement, & eſt mort un quart d'heure aprés.   EXPERI-ENCE.

On la ouvert un quart d'heure aprés ſa mort. Son ſang s'eſt trouvé coagulé, & de couleur de Lie de Vin, dans le Ventricule droit du cœur. Il n'y avoit point de ſang dans le Ventricule gauche.

J'ay injecté deux Dragmes d'Eſprit de Vin dans la veine jugulaire d'un autre Chien, il eſt d'abord reſté ſans mouvement pendant une demie heure, aprés quoy il a marché comme s'il étoit yvre, car il tomboit à tout moment. Un quart d'heure aprés il a marché ſans tomber, & il s'eſt trouvé auſſi gay que ſi on ne luy eut rien fait.   EXPERI-ENCE.

Six heures aprés je luy en ay encore injecté trois Dragmes qui ont produit les mémes Phenomenes. Trois heures aprés il ſe portoit bien.   EXPERI-ENCE.

Le lendemain je luy en ay injecté demie once. Il eſt mort dans le moment.   EXPERI-ENCE.

On l'a ouvert un quart d'heure aprés ſon ſang s'eſt trouvé liquide, & brun dans le Ventricule droit, liquide, & rouge vif dans le Ventricule gauche.

La quatriéme opinion eſt de ceux qui croient que les Eſprirs Animaux ſont Salins Volatils ſulphureux, tel qu'eſt l'Eſprit Volatil de Sel Armoniac dulcifié.

N'avant point d'eſprit de Sel Armoniac dulcifié, j'ay mis deux onces d'Eſprit de Vin dans un Matras, une once & demi d'eſprit de Sel Armoniac par la Chaux, & deux Dragmes de Sel Volatil de Sel Armoniac ; j'ay armé le Matras de ſon vaiſſeau de rencontre. Je l'ay mis ſur le ſable, & par la circulation la liqueur s'eſt chargée de tout le Sel Volatil.

J'ay injecté trois Dragmes de cét Eſprit ainſi dulcifié, dans la veine jugulaire d'un Chien : il a eu d'abord de grandes convulſions, il a fait aprés celà des efforts pour vomir, mais il n'a pas vomi, & puis il a eu des mouvemens couvulſifs aux Babines, à la Machoire inferieure qui luy faiſoit claquer les dents, & par tous les membres, en ſorte qu'il paroiſſoit avoir le friſſon, il eſt mort en convulſion.   EXPERI-ENCE.

On l'a ouvert un quart d'heure aprés. Le Diaphragme ne s'eſt point

D   mis

mis en contraction lorsqu'on a pincé le Nerf Diaphragmatique. Le sang s'est trouvé brun , & un peu coagulé dans les deux Ventricules du cœur.

Tous ceux ausquels on a injecté cette liqueur ont tous vomi , ou fait des efforts pour vomir , & ont eu des mouvemens convulsifs.

Ceux dans lesquels on a injecté qu'une Dragme , une Dragme & demi , deux Dragmes sont réchapez , mais ils ont eu les mêmes accidens.

Vous n'avez qu'à voir vous-même , si l'on peut se servir de ces experiences pour combattre ces quatre Systemes : pour moy je leur crois du moins autant de force pour les combattre, que celles qu'on rapporte en ont pour les établir. Néantmoins toutes ces experiences me paroissent plus propres pour la negative que pour l'affirmative : car quand bien même on trouveroit une liqueur qui paroîtroit donner vigueur aux Esprits Animaux , pourroit-t'on delà inferer qu'ils sont composez des mêmes parties que ces liqueurs.

Je viens à la troisiéme question que vous me faite. Vous voudrié sçavoir ce que je pense du Suc Nerveux.

Vuillis qui a été sans doute un des plus illustres Anatomistes qui ait travaillé sur le Cerveau, & sur le Genre Nerveux, ayant eu égard à la vitesse avec laquelle le sang circule , a crû qu'il passoit trop promptement des Arteres dans les veines , pour pouvoir nourrir les parties. Il a supposé qu'il couloit du Cerveau, par les Nerfs , une matiere trés-propre à nourrir, & à réparer les parties du corps , non seulement parce que , selon luy , elle est composée de parties douces , & onctueuses, mais encore parce qu'elle circule lentement dans les Nerfs. Il a appellé cette matiere *Suc Nerveux.* Mais comme il ne l'a pas crû propre pour produire les mouvemens , & les sensations, il a assuré , avec les Anciens , que le Cerveau fournissoit encore une matiere Ætherée , extremement subtile capable de se porter dans un instant du Cerveau dans les parties, pour faire tous les mouvemens tant naturels que contre nature, & des parties dans le Cerveau pour produire les sensations. Et c'est ce qu'il appelle avec tous les Anatomistes , *Esprit Animal.* Mr. *Vieussens* a suivi en celà le sentiment de *Vuillis.* Cependant ils font couler ces deux differentes liqueurs de la même source. Selon eux , ces deux liqueurs sont filtrées dans la substance corticale. Elles coulent toutes deux dans les mêmes Nerfs. L'une est spiritueuse, l'autre plus grossiere ; celle-cy circule avec lenteur, l'autre se porte avec promptitude dans les parties. Je crois pourtant si l'on veut établir deux liqueurs aussi differentes , qu'il est nécessaire d'établir deux differens Colatoirs. Ce n'est pas assez , il faut leur donner des Canaux differens pour les transporter dans les parties : mais si on ne leur suppose qu'un même Colatoir , si elles n'ont qu'un même Canal pour les charier dans les parties , ce ne sera plus qu'une même liqueur. composé-la, si vous voulé , de parties plus subtiles les unes que les autres , vous ne pouvez leur attribuer des actions aussi differentes

qu'on

qu'on leur attribue , tant qu'elles feront mêlés dans les Nerfs. Ce ne
fera toûjours qu'une liqueur Homogene , dont les parties les plus fub-
tiles ne circuleront pas avec plus de vîteffe que les plus groffieres , pour
faire la contraction des Mufcles. Ces raifons m'engagent de croire , que
la partie corticale du Cerveau ne filtre qu'une liqueur Homogene propre
à produire les mouvemens, & fervir en méme temps à la nourriture des
parties ; mais non pas auffi materiellement que le prétend *Vuillis*.

Prenez de la ferofité du fang, mettez-la dans un Matras armé de fon vaiffeau de rencontre , elle fe coagulera à une petite chaleur au bain de fable,
de la couleur, & de la confiftence de la gelée de pieds de Mouton , & de la
méme odeur. Toute la difference qu'il y a , c'eft que la gelée de pieds
de Mouton fe fond à la chaleur , & la ferofité coagulée fe brûle plûtôt
que de fe fondre. Ne pourroit-t'on pas delà conjecturer , que , puifque la ferofité du fang eft fi facile à fe coaguler , elle peut fervir à nourrir les parties malgré la vîteffe avec laquelle le fang circule. Les Efprits
Animaux y peuvent contribuer en deux manieres. I. En confervant les
parties dans leur reffort naturel. II. En fe mêlant avec la ferofité du fang,
ils obligent , peut-étre , cette ferofité à fe coaguler , & s'appliquer aux
parties. Cecy ne doit paffer que pour une fimple conjecture qui pourra
dans la fuite avoir des fondemens plus folides.

Vous me demandez enfin , fi les Efprits Animaux fermentent avec
quelque partie du fang pour faire la contraction des Mufcles , & fi cette
partie du fang eft Acide ou Alkali. Vous me faites là des queftions bien
épineufes , & vous me demandé plus que je ne puis vous donner.

L'experience que j'ay rapporté de la contraction du Diaphragme en
pinçant le Nerf Diaphragmatique , donneroit lieu de croire que les Efprits Animaux peuvent produire la contraction des Mufcles fans le fe-
cours d'une autre matiere : cépendant je n'en feray pas bien fûr que lorfque j'auray trouvé d'autres experiences qui établiffent la chofe avec plus
de folidité ; parce qu'il me femble que le fimple flux des Efprits Animaux
ne peut feul produire cét effet. Mais auffi de fçavoir qu'elles font les
parties du fang qui fe mêle avec les Efprits , pour produire cette contraction , c'eft une chofe des plus difficiles , puifque nous ne connoiffons
pas bien la matiere des Efprits Animaux : & quand méme nous ferions
affurez qu'elle eft Alkaline , de bonne foy pourroit-t'on conclure que
la partie du fang qui fe mêle avec les efprits , pour faire la contraction
des Mufcles , eft Acide. Eft-ce que vous ne vous fouvenez plus des difficultés que je vous ay fait voir dans le Syfteme des Acides & des Alkalis ? & principalement dans la pratique des maladies. Ne vous fouvenez
vous plus de ces belles experiences de Chimie, contraires à ce Syfteme ?
& que j'ay tiré des Ouvrages de l'Illuftre *Boyle* , du Celebre *Bhon* , du
Sçavant le *Mort* , & d'autres Autheurs fameux , vous les avez copié fur
mes Rémarques. Mais depuis vôtre dernier voiage , j'ay pouffé les cho-

ſes

ſes bien plus loin. J'ay fait une trés-grande quantité de nouvelles experiences. J'en choiſi quelqu'unes que je vous envoie. Vous connoî-
tré encore mieux par ces experiences, que ſans le concours des Acides &
des Alkalis, il ſe fait des *Diſſolutions*, des *Fermentations*, des *Précipita-*
tions. Vous y verrez que *les Acides diſſolvent les parties ſulphureuſes*. *Que*
l'on ne peut découvrir certainement les Acides, & les Alkalis par le moien de la
teinture de Tourneſol, & du Syrop Violat. Et enfin que quoi qu'une liqueur
blanchiſſe la ſolution du Sublimé corroſif, ce n'eſt pas une indice certain que
cette liqueur contient des Sels Volatils.

Experiences ſur la Diſſolution.

I. *Quelques Acides ont beſoin d'Alkalis pour*
faire une Diſſolution parfaite de certains
Metaux.

II. *Il ſe fait des Diſſolutions ſans le concours*
des Acides.

L'Eſprit de Sel ne diſſout qu'imparfaitement le Mercure, & le réduit
ſeulement en Chaux ou Poudre blanche. Brouillé cette Chaux avec
la liqueur qui ſurnage. jetté deſſus de l'huille de Tartre par défaillance,
il ſe fait efferveſcence pendant laquelle la Chaux de Mercure ſe diſſout
parfaitement, en ſorte que la liqueur devient tranſparente. Si vous continué à mettre de l'huille de Tartre par défaillance juſqu'à ce qu'il ne ſe
faſſe plus d'efferveſcence, il ſe fait un précipité ſalin ſemblable à celuy qui ſe produit par le mélange de l'Eſprit de Sel, & de l'huille de
Tartre par défaillance. L'on emploie beaucoup d'huille de Tartre dans
cette experience.

Vous ſçavé que l'Eſprit de Sel Armoniac diſſont le Cuivre. Verſé de
cette diſſolution ſur la diſſolution de Mercure par l'eſprit de Sel. La
Chaux de Mercure ſe diſſout, la diſſolution de Cuivre perd ſa couleur
bleu, & le tout devient tranſparent. L'Eſprit de Sel Armoniac ſeul ne
peut pas produire cét effet.

L'Eſprit de Nitre diſſout cette Chaux de Mercure, néantmoins l'Eſprit de Sel précipite la diſſolution de Mercure par l'Eſprit de Nitre.

L'Eau Forte ne diſſout le Plomb qu'imparfaitement. Elle le réduit
ſeulement en Chaux, ou Poudre blanche au fond de la liqueur. Brouillé
la Chaux avec la liqueur, verſé deſſus, petit à petit, de la diſſolution
de Cuivre par l'Eſprit de Sel Armoniac, la Chaux de Plomb ſe diſſout,
& la liqueur devient tranſparente.

L'Eau de Chaux, l'Eſprit de Vinaigre, la ſolution de Sublimé corroſif,

ſif, la ſolution de Nitre, & la ſolution de Borax produiſent le mémé effet.

L'Eſprit de Vin diſſout le fer , & l'Eſprit de Sel Armoniac le diſſout encore mieux , en voilà aſſez pour faire voir , qu'il ſe fait des diſſolutions ſans le concours des Acides. Vous pouvé ſi vous voulé fortifier ces experiences & les ſuivantes par celles que je vous ay donné & que j'avois tiré des Autheurs.

Experiences ſur la Fermentation.

I. *Quelques Acides ont beſoin d'autres Acides pour fermenter avec des Alkalis.*

II. *Les Acides fermentent avec les Acides.*

III. *Les Acides fermentent avec des parties ſulphureuſes.*

IL s'eſt trouvé de gens ſi entêtez des Acides , & des Alkalis, qu'ils croioient impoſſible qu,il ſe fit aucune Fermentation , ſans la participation de ces deux Sels. C'eſt ce qui leur a fait ſuppoſer un Acide dans l'eau commune pour fermenter avec la Chaux.

De toutes les liqueurs dans leſquelles j'ay mis de la Chaux ; je n'ay trouvé que l'eau commune, la ſolution de Nitre, & l'Eſprit de Nitre qui fermentent, à froid, avec la Chaux ; l'Eſprit de Nitre fermente avec force & diſſout la Chaux comme il diſſout le Mercure , mais il agit de méme ſur la Chaux éteinte, que ſur la Chaux vive. L'Eau Regale n'en diſſout pas tant que l'Eſprit de Nitre , & ne fermente pas ſi fort. L'Eſprit de Sel ne fermente preſque pas avec la Chaux vive , mais il fermente avec la Chaux éteinte , & en diſſout méme un peu, l'eſprit de Soufre , & l'eſprit de Vitriol ne fermentent ni avec la Chaux vive , ni avec la Chaux éteinte, ils ne font qu'élever quelques Bulles. L'eſprit de Vinaigre ne fermente point avec la Chaux vive , il l'éteint mais fort lentement , néantmoins il fermente trés-bien avec la Chaux éteinte , avec laquelle il agit de méme qu'avec la Ceruſe.

Si l'on fait chauffer l'eſprit de Sel , en ſorte qu'il ſoit preſque bouillant , il fermente avec la Chaux vive , & l'éteint comme l'eau commune. La ſolution de Tartre ſoluble en fait autant.

L'eſprit de Soufre , & l'eſprit de Vitriol étant chauds fermentent avec la Chaux vive , mais ils ne l'éteignent pas , ils la diviſent ſeulement en morçeaux qui ſont trés-durs. L'huile de Tartre par défaillance fait la méme choſe.

Le Lait bien chaud fermente avec la Chaux vive , & l'éteint.

L'eſprit

L'efprit de Vinaigre ne fermente point avec la folution d'Alun. Il ne fermente point avec l'huile de Tartre par défaillance. Mais fi vous verfé de l'efprit de Vinaigre fur le melange de la diffolution d'Alun & d'huille de Tartre, il fe fait une affez grande effervefcence.

Faites digerer du Lait avec de l'huile de Tartre p. d. filtré la liqueur. Cette liqueur filtrée fermente mieux avec l'efprit de Vinaigre qu'avec l'efprit de Nitre.

La folution de Tartre foluble faite avec partie égale de Sel fixe de Tartre, & de Criftal de Tartre produit un Coagulum avec la folution de Vitriol bleu, mais en même temps il fe fait une Fermentation trés-vive, & le Coagulum fe diffout. L'efprit de Sel Armoniac produit le même effet. Cette même folution de Tartre foluble fermente avec la folution du Vitriol Romain, la folution de Vitriol verd & la folution de Vitriol blanc, mais la Fermentation n'eft pas fi forte, auffi ne diffout-t'elle pas le Coagulum qui s'eft formé avant la Fermentation. L'huille de Tartre par défaillance fait de même un Coagulum, mais il ne fe fait point de Fermentation.

Jetté un peu d'huille de Tartre p. d. fur la teinture de Verd de Gris par l'Efprit de Vitriol, il fe fera un Coagulum. Verfé fur ce mélange de l'efprit de Vinaigre, il fe fera une Fermentation. Néantmoins l'efprit de Vinaigre ne fermente point avec l'huille de Tartre ni avec la teinture de Verd de Gris par l'efprit de Vitriol.

La folution de Tartre foluble ordinaire fermente avec la diffolution de fer par l'efprit de Sel & l'huille de Tartre p. d. ne fermente pas.

La même folution de Tartre foluble fermente bien mieux avec la diffolution de Cerufe par l'efprit de Sel, & la diffolution de Cerufe par l'eau Forte, qu'elle ne fermente avec l'efprit de Sel, & l'eau Forte.

L'huille de Vitriol fermente avec la folution de Sel commun, & avec le Sel commun, & ne fermente pas avec l'efprit de Sel. Elle fermente avec le Sel Armoniac, & ne fermente pas avec la folution de Sel Armoniac.

Mêlé de l'huille de Vitriol avec l'efprit de Sel, il ne fe fera aucune Fermentation. Ajouté y tant foit peu d'efprit de Vin, il fe fera d'abord une Fermentation en maniere de fulmination. La même chofe arrive fi au lieu d'efprit de Sel on emploie l'efprit de Nitre.

L'huille de Vitriol fermente d'une trés-grande force & produit une chaleur brulante avec l'eau Regale. Si, aprés que la Fermentation eft paffée, vous y ajouté de l'efprit de Vin, la Fermentation récommence & produit une efpece de fulmination.

E X P E.

Experiences fur la Précipitation.

I. *Les Acides précipitent ce qui a été diffout par les Acides.*

II. *Tous les Alkalis ne précipitent pas ce qui a été diffout par les Acides.*

LEs Chimiftes triomphent lorfqu'il s'agit d'expliquer pourquoy l'huile de Tartre p. d. ou l'efprit de Sel Armoniac précipitent les matieres diffoutes par l'efprit de Nitre , par l'eau Regale, ou d'autres efprits Acides. Mais rien n'eft fi étonnant pour eux que de voir l'efprit de Sel , l'efprit de Soufre , l'efprit de Vitriol &c. précipiter les matieres diffoutes par l'efprit de Nitre. Cependant rien de fi ordinaire que ces fortes de Précipitations.

La pierre de la vefcie diffoute dans l'efprit de Nitre , eft précipité par le Vinaigre , l'efprit de Vinaigre , l'efprit de Sel , l'efprit de Soufre , l'efprit de Vitriol. La même chofe arrive à la diffolution de la Chaux vive & de la Chaux éteinte , par l'efprit de Nitre , ou par l'eau Forte. Néantmoins l'efprit de Sel Armoniac ne trouble , ni ne fait aucun précipité avec ces diffolutions.

La diffolution par l'Efprit de Nitre , ou l'Eau Forte , des Os de Crane humain , & de toutes fortes d'Os calcinez , eft auffi precipité par l'Efprit de Vitriol , l'Efprit de Soufre , & l'Efprit de Sel. Il arrive la même chofe à la diffolution d'Ecailles d'Huitres calcinées , & non calcinées, des Coquilles de Limaçons , des Os de Seches calcinées & non calcinées , des Yeux d'Ecreviffes , par l'Efprit de Nitre. Le Vinaigre , & l'efprit de Vinaigre precipitent auffi la plufpart de ces diffolutions.

L'impregnation de Saturne , l'impregnation de Chaux éteinte , l'impregnation d'Huitre , l'impregnation des Os de Seches , toutes faites par l'efprit de Vinaigre , font precipitées par l'efprit de Sel , & l'efprit de Vitriol. L'Huille de Tartre p. d. precipite auffi toutes ces diffolutions. L'Eau de Chaux qui paffe pour Alkali chés tous les Chimiftes n'y produit aucun changement, non pas même fur l'impregnation de Saturne que l'Eau commune trouble d'abord , au contraire l'Eau de Chaux trouble l'Huille de Tartre p. d. elle trouble l'efprit de Sel Armoniac & la folution de Tartre Soluble.

L'Huille de Tartre p. d. fait un precipité avec l'Eau Forte , & l'efprit de Nitre , elle en fait un avec l'impregnation de Saturne, néantmoins mêlé un peu d'efprit de Nitre , ou d'Eau Forte avec l'impregnation de Saturne , verfé deffus ce mélange de l'Huille de Tartre p. d. il fe fera une fermentation trés-forte , mais le mélange ne fe troublera point. Si vous continué

tinué à mettre de l'Huile de Tartre jufqu'àce qu'il ne fe faffe plus de fermentation , il fe fait enfin un precipité , qui fe diffout tout auffi-tôt que
vous y âjoûcé tant foit peu d'efprit de Nitre.

L'eau de Chaux trouble jaune , & fait un precipité jaune de Safran
avec l'efprit de Vin Soulé de Sublimé corrofif. Si l'on jette de l'efprit de
Nitre fur ce mélange trouble , il dévient tranfparent , & le precipité
jaune fe diffout.

L'efprit de Nitre trouble blanc , & fait un precipité blanc avec l'efprit
de Vin Soulé de Sublimé corrofif. Si vous verfé de l'Eau de Chaux fur ce
mélange trouble , le precipité fe diffout , & le mélange devient tranfparent. Il faut y mettre beaucoup d'Eau de Chaux.

Meflé partie égale d'eau de Chaux , & d'efprit de Nitre , verfé-le fur
de l'efprit de Vin Soulé de Sublimé corrofif, le mélange fe trouble blanc.
Partagé ce mélange en deux parties , jetté fur l'une telle quantité d'eau
de Chaux qu'il vous plaira , le precipité ne fe diffout point , le mélange refte trouble & ne change point de couleur. Verfé fur l'autre partie
telle quantité qu'il vous plaira d'efprit de Nitre , le mélange ne s'éclaira
point , & le precipité ne fe diffoudra point.

Si vous verfé peu d'Huile de Tartre fur la diffolution de Cuivre par
l'efprit de Nitre , il fe fait un coagulum. Partagé ce coagulum en plufieurs parties. Jetté fur l'une de la même Huille de Tartre p. d. le coagulum fe diffoudra , & la Liqueur deviendra transparente fans precipité.
Jetté fur une autre partie, de l'efprit de Sel Armoniac, le coagulum fe
diffoudra de même , & la Liqueur deviendra tranfparente. Jetté fur les
autres parties, de l'efprit de Nitre , de l'efprit de Sel , de l'efprit de Soufre ,
de l'efprit de Vitriol , ils diffoudront auffi le coagulum , & rendront la
Liqueur tranfparente.

Si vous verfé peu d'efprit de Nitre fur la diffolution de Cuivre par l'efprit de Sel Armoniac. Il fe fait un coagulum. Partagé ce coagulum en plufieurs parties. Jetté fur l'une , du même efprit de Nitre , le coagulum fe
diffoudra , & la liqueur deviendra tranfparente fans Précipité. L'efprit
de Sel , & les autres efprits Acides en font de même. Jetté fur les autres
parties, de l'huille de Tartre par défaillance , ou la folution de Tartre foluble , ou l'efprit de Sel Armoniac. Le Coagulum fe diffoudra , & la
liqueur deviendra tranfparente.

De plus de quinze cens experiences que j'ay fait fur le Cuivre , & fur
le Verdet je pourrois bien en tirer deux cens , femblables à celle que je
viens de rapporter.

L'efprit de Sel , l'efprit de Soufre , l'efprit de Vitriol ont grumellée
la Bile de Bœuf. L'huille de Tartre p. d. l'efprit de Vin ont fait la même
chofe.

Il y a cecy à obferver, c'eft que fi vous metté peu d'efprit de Sel , la
Bile fe coagule ; fi vous en réverfé davantage en forte qu'il y en ait autant

tant que de Bile, le Coagulum fe diffout & le mélange devient tranfparent. Si vous verfé peu d'huille de Tartre p. d. fur la Bile elle fe trouble,
mais un moment aprés elle rédevient tranfparente, fi vous en verfé autant que de Bile, il fe fait un Coagulum qui ne fe diffout que par la digeftion. Ces Phenomenes fe produifent plus ou moins bien, felon que la
Bile a plus ou moins de liquidité.

Ces fortes de maniere de fe coaguler, & de fe diffoudre arrivent dans
une trés-grande quantité d'experiences ; ce qui fait qu'on eft fujet à fe
tromper, fi on n'y prend bien garde.

La ferofité du fang, & la liqueur qu'on tire du ventre des Hydropiques, fe coagulent également avec l'huille de Tartre p. d. & avec l'efprit
de Nitre, l'eau Regale, l'efprit de Sel, l'efprit de Soufre, & l'efprit de
Vitriol. La folution de Tartre foluble, l'efprit de Sel Armoniac, le Vinaigre, & l'efprit de Vinaigre n'y font aucun changement.

La liqueur qu'on trouve dans le Pericarde fe trouble avec la folution
de Tartre foluble, avec l'huille de Tartre, l'efprit de Vin, l'efprit de
Nitre & l'efprit de Sel. L'efprit de Soufre, & l'efprit de Vitriol n'y
font aucun changement.

L'humeur aqueufe des yeux fe trouble avec l'efprit de Nitre, & l'eau
Regale ; elle ne produit aucun changement avec l'efprit de Sel, l'efprit
de Soufre, l'efprit de Vitriol &c.

Je rémarqueray en paffant, que ceux qui ont dit les premiers que
l'humeur aqueufe ne fe gele point, n'y ont pas bien pris garde ; car il
eft certain, aprés plufieures experiences que j'en ay fait, qu'elle fe
gele prefque auffi facilement que l'eau commune.

L'humeur vitrée des yeux, filtrée par le papier gris, fe trouble également avec l'huille de Tartre p. d. l'efprit de Nitre, l'efprit de Sel,
l'eau Regale, l'efprit de Soufre, l'efprit de Vitriol. Elle ne produit aucun changement avec la folution de Tartre foluble, l'efprit de Sel Armoniac, le Vinaigre, & l'efprit de Vinaigre.

La fueur, que l'on croit beaucoup chargée de parties falines, a feulement un peu troublé l'huille de Tartre p. d., & l'efprit Volatil de fang
humain. Les efprits Acides ne luy ont caufez aucun changement, ce
qui devroit pourtant arriver, puifqu'elle verdi le Syrop Violat, &
qu'elle blanchi la folution du Sublimé corrofif qui felon les Chimiftes
font des indices certaines qu'elle contient des Sels Alkalis Volatils. Je
n'en diray pas davantage fur la Précipitation. Voions prefentement fi les
Acides coagulent les parties fulphureufes.

E   Exp&

Experiences sur la Coagulation & la Dissolution des parties sulphureuses par les Acides, & par les Alkalis.

LA Coagulation du Lait par les Acides, la Précipitation du Magister de Soufre, & de quelques autres matieres sulphureuses, a fait passer pour constant chez les Chimistes que les Acides coagulent les Soufres, & que les Alkalis les dissolvent. Comme c'est une chose sur laquelle roule toute la Pratique de Medecine, j'ay fait beaucoup d'experiences sur un certain nombre de matieres sulphureuses comme sont l'huille d'O-live, l'huille de Therebentine, le Beurre, le Camphre, le Lait, le Sang, la Serosité du sang, la Serosité des Hydropiques. Et j'ay fait des injec-tions de liqueur dans les Chiens vivans.

HUILLE D'OLIVE.   J'ay mis dans un Matras deux onces d'huille d'Olives, avec une once de Sel fixe de Tartre : j'ay armé ce Matras d'un vaisseau de rencontre que j'ay bien lutté. Je l'ay mis sur le sable à un feu de digestion pendant deux fois vingt-quatre heures. L'huille s'est converti en une matiere sem-blable à du Savon : & bien loin de se dissoudre ; elle s'est coagulée.

Il faut rémarquer que lorsque je diray dans la suite que j'ay mis telle matiere en digestion ce sera dans un Matras avec son vaisseau de rencon-tre sur le sable de la maniere que je viens de décrire.

J'ay mis en digestion deux onces d'huille d'Olive avec une once de Tartre soluble. La matiere étant réfroidie elle s'est trouvée comme de la moelle rougeatre, elle se fondoit à la chaleur, & se récoaguloit au froid.

J'ay mis deux onces d'huille d'Olive en digestion avec une once d'esprit Volatil de sang. L'huille est devenuë fort épaisse & d'un rouge brun.

J'ay mis en digestion deux onces d'huille d'Olive avec une once d'es-prit de Nitre, l'huille est devenuë rouge brun, comme l'huille de Pe-trole en ayant à peu prés la consistence & l'odeur. Elle est devenuë de-méme avec l'esprit de Sel.

J'ay mis en digestion deux onces d'huille d'Olive avec une once d'es-prit de Vitriol. Elle est devenuë rougeatre, mais plus fluide qu'elle n'étoit avant d'étre en digestion.

J'ay mis deux onces d'huille d'Olive en digestion avec deux onces d'es-prit de Vin. Il n'est arrivé aucun changement ni à l'huille, ni à l'esprit de Vin.

J'ay mis deux onces d'huille d'Olive en digestion avec une once d'huille de Vitriol. Le mélange s'est d'abord échauffé trés-fort, l'huille est de-venuë trés-épaisse, ayant l'odeur, & la couleur du Godron.

J'ay fait les mémes experiences, & en la méme quantité avec l'huillé Etherée de Therebentine.   Elle

Elle eſt devenüe trés-épaiſſe , & noire avec le Sel fixe de Tartre.

Elle eſt devenüe de méme épaiſſe , & noire avec le Tartre ſoluble.

Elle eſt devenüe à peu prés comme l'huille de Petrole avec l'eſprit de Nitre , mais plus fluide.

Elle eſt devenüe de méme avec l'eſprit de Sel , & avec l'eſprit de Vitriol.

Elle n'a point changée avec l'eſprit de Vin.

J'ay fait les mémes experiences ſur le Beurre , en mettant partie égale de Beurre & de liqueur, & au lieu de Sel de Tartre , j'ay emploié l'huille de Tartre qui a plûtôt un peu coagulé, que diſſout le Beurre.

La ſolution de Tartre ſoluble , l'eſprit de Sel Armoniac, l'eſprit de Vin, l'eſprit de Nitre , l'eſprit de Sel , l'eſprit de Vitriol n'ont fait au‑cun changement qui puiſſe determiner , ni la Diſſolution , ni la Coa‑gulation.

J'ay fait les mémes experiences avec le Camphre , mais ſur demi once de Camphre , j'y mettois une once de liqueur. Le Camphre s'eſt diſſout ou pour mieux dire fondu dans l'huille de Tartre, la ſolution de Tartre ſoluble, l'eſprit de Sel Armoniac, l'eſprit de Nitre , l'eſprit de Sel , l'eſ‑prit du Soufre , l'eſprit de Vitriol : mais quelque petit feu qu'on ait pû faire , le Camphre n'étoit pas plûtôt fondu qu'il ſe ſublimoit dans le col des Matras : il ne ſe ſublimoit pourtant pas ſi facilement à l'eſprit de Nitre , qu'aux autres liqueurs. Mais dans toutes ces experiences, il n'eſt rien arrivé au Camphre qui ait donné aucun indice de diſſolution , ni de coagulation. Vous ſçavé que l'eſprit de Nitre le tient en diſſolution.

J'ay mis deux dragmes de Camphre avec une once d'huille de Vitriol en digeſtion ; le Camphre ne s'eſt point ſublimé , quoi qu'on ait fait ex‑prés le feu aſſez fort ; le mélange eſt devenu épais , & noir ſentant ex‑traordinairement le Soufre.

J'ay fait les mémes experiences ſur le Lait.

J'ay mêlé dix onces de Lait avec deux onces de Sel fixe de Tartre dans un Matras en digeſtion , la liqueur étant filtrée , il s'eſt trouvé deux onces & demi de Coagulum.

Plus l'on met de Sel fixe de Tartre , plus il ſe fait de Coagulum : car ſi l'on fait digerer quatre onces de Lait dans un Matras avec deux onces d'huille de Tartre par défaillance , on rétirera deux onces de Coagulum, & méme le Lait ſe coagule un peu dans le temps qu'on y met l'huille de Tartre.

Il faut rémarquer que dix onces de Lait digeré ſeul ſans aucun mé‑lange d'autre liqueur , ont ſeulement donné une once de Coagulum, tant en Fromage qu'en Beurre.

Six onces de Lait digeré avec demie once de Sel Volatil de Sel Armo‑niac,n'a fourni pour tout Coagulum qu'environ demi dragme de Beurre.

Quatre onces de Lait mêlé avec deux onces d'eſprit de Nitre , il s'eſt

HUILLE DE THE‑REBEN‑TINE.

BEURRE.

CAMPHRE

LAIT.

E 2

d'abord

d'abord tout coagulé, mais étant mis en digestion ; en douze heures de temps il s'est presque tout diffout, & aprés deux fois vingt-quatre heures de digestion, la liqueur étant filtrée, il ne s'est trouvé qu'une dragme de sediment jaune de Soufre, la liqueur filtrée étoit tant soit peu jaune mais trés-claire & trés-transparente.

L'esprit de Sel a fait la méme chose ; mais il s'est trouvé deux dragmes de sediment jaune.

L'Eau Regale a fait la méme chose.

Trois onces de Lait mêlé avec une once d'esprit de Soufre, le Lait s'est tout d'abord coagulé, & aprés deux fois vingt-quatre heures de digestion, on l'a filtré, il est resté dans le filtre une dragme & demi de sediment noiratre, & la liqueur filtrée étoit couleur de Gridelin.

L'esprit de Vitriol a fait la méme chose ; mais il est resté dans le filtre deux dragmes & demi de sediment.

L'huille de Vitriol a fait la méme chose, & a produit dans le mélange beaucoup de chaleur.

Je passe aux experiences sur le sang.

SANG.

J'ay mis dans un verre trois dragmes d'huille de Tartre par défaillance ; j'ay laissé couler dans ce verre deux onces de sang ou environ sortant de la veine d'un Soldat que l'on saignoit : le sang étant réfroidi ne s'est point trouvé coagulé. Il étoit liquide, & d'un trés-beau rouge. Le lendemain il s'est trouvé d'un rouge foncé, épais, mais liquide.

On a laissé de méme couler deux onces de Sang dans un verre où il y avoit trois dragmes d'esprit de Sel Armoniac, le sang est devenu d'un rouge brun, & liquide étant réfroidi. Le lendemain il s'est trouvé comme du Syrop de Pavot rouge bien cuit.

Le Vinaigre, & l'esprit de Vinaigre ont produit le méme effet, ce qui est d'autant plus étonnant que le Vinaigre & son esprit coagulent trés-fort le Lait.

La solution de Tartre soluble a entretenu de méme le sang liquide, & l'a rendu d'une aussi belle couleur que la solution de Nitre. Le lendemain il étoit tant soit peu bruni, mais liquide.

Le sang qui a coulé sur l'esprit de Nitre s'est aussitôt coagulé trés-fort, & est devenu noir.

L'esprit de Soufre, l'esprit de Vitriol, l'huille de Vitriol ont produit le méme effet. Le sang s'est si fort échauffé avec l'huille de Vitriol, qu'on avoit de la peine à tenir la main contre le verre.

L'esprit de Sel n'a pas coagulé le sang si fort que les esprits précedens ; car il est resté fluide, épais & noiratre.

On a laissé couler quatre onces de sang de la veine d'un homme sur une once d'huille de Tartre par défaillance ; on a mis ce mélange dans un Matras. On l'a armé d'un vaisseau de rencontre qu'on a lutté. On l'a mis en digestion sur le sable. Aprés trois heures de digestion, il s'est

trouvé

trouvée tout coagulé, mais petit à petit il s'est rendu fluide. Je l'ay retiré aprés deux fois vingt-quatre heures de digestion. Il ressembloit en couleur, & en consistence à du Syrop de Nerprun extremement cuit. Je l'ay jetté dans un filtre de papier gris, mais il étoit si épais qu'il n'en a pû passer que quelques gouttes.

L'esprit de Sel Armoniac a produit le même effet que l'huille de Tartre ; ce qu'il y a de different ; c'est que le sang ne s'est point coagulé pendant la digestion, au contraire il s'est toûjours élevé en Bulles qui montoient jusqu'au vaisseau de rencontre, néantmoins il ne s'est pas trouvé plus liquide qu'avec l'huille de Tartre.

De quatre onces de sang qu'on a mis en digestion avec une once de solution de Tartre soluble on en a retiré quatre onces de Coagulum.

On a laissé couler quatre onces de sang sur un once d'esprit de Nitre, il s'est tout aussi-tôt coagulé trés-fort. Aprés vingt heures de digestion, on a commencé à réconnoître qu'il se dissolvoit. Je l'ay filtré, aprés trente-six heures de digestion. Il est resté trois dragmes de sediment jaune dans le papier gris. La liqueur filtrée étoit comme de l'Urine naturelle trés-claire, & transparente.

L'Eau Regale n'a pas si bien dissout le sang puisqu'il est resté dans le filtre plus d'une once de Coagulum rouge. La liqueur filtrée étoit transparente, mais d'un jaune de Safran.

L'esprit de Sel l'a encore moins dissout que l'eau Regale, puisqu'il est resté dans le filtre deux onces de Coagulum rouge brun. La liqueur filtrée étoit un peu trouble, & gridelin.

L'esprit de Vitriol a fait de même que l'esprit de Sel.

De cinq onces de sang mis en digestion avec une once d'huille de Vitriol, il n'est resté dans le filtre qu'une once, & une dragme de Coagulum rouge brun, la liqueur filtrée étoit d'un rouge foncé, & avoit presque la consistence du Syrop à demi cuit.

De deux onces d'esprit de Vinaigre mis en digestion avec cinq onces de sang on n'en a pas retiré demi once par le filtre. Le sang qui s'étoit tout coagulé s'étoit imbibé de la plus grande partie de cét esprit de Vinaigre.

Il est arrivé la même chose avec le Vinaigre, & avec l'esprit de Vin.

L'huille de Tartre p. d. fait plus de Coagulum avec la serosité du sang dans le temps qu'on les mêle ensemble, qu'elle n'en fait avec le Lait. SEROSITE'

Les esprits des Acides ne coagulent pas si fort la serosité du sang dans DU SANG, le temps qu'on les mêle ensemble, qu'ils coagulent le Lait.

Si l'on met en digestion trois onces de serosité du sang avec une once d'huille de Tartre p. d. la serosité se coagule en deux heures de digestion ; mais aprés dix ou douze heures elle commence à se dissoudre, & petit à petit elle se dissout entiérement & devient rouge brun, en sorte qu'étant jettée dans un filtre, elle a toute passée sans y rien laisser, néantmoins si l'on fait coaguler la serosité, comme je l'ay dit p. 25. avant de la mêler avec

l'huille

l'huille de Tartre ; de trois onces de cette ferofité coagulée , elle n'en peut pas diffoudre demi once, en trois fois vingt-quatre heures de digeftion.

Si l'on met en digeftion trois onces de ferofité du fang avec une once d'efprit de Sel Armoniac, elle ne fe coagule point dans le mélange, comme avec l'huille de Tartre ; & aprés deux fois vingt-quatre heures de digeftion, étant jetté dans un filtre, elle a toute paffé fans y rien laiffer, mais il faut beaucoup de temps.

Si l'on met en digeftion trois onces de ferofité coagulée avec une once d'efprit de Sel Armoniac elle fe diffout entiérement , & paffe toute par le filtre.

La folution de Tartre foluble ne fait pas de méme, car trois onces de ferofité liquide mêlée avec une once de folution de Tartre foluble étant mis en digeftion la ferofité fe coagule comme à l'huille de Tartre, mais elle ne fe diffout point, & refte toûjours coagulée, & l'on ne retire pas tant de liqueur par le filtre qu'on y a mis de folution de Tartre foluble.

La méme chofe arrive avec le Vinaigre, l'efprit de Vinaigre, & l'efprit de Vin.

Si l'on met trois onces de ferofité du fang avec une once d'efprit de Nitre, il fe fait d'abord beaucoup de Coagulum blanc, & épais. Eftant mife en digeftion elle fe coagule tout-à-fait à la premiere chaleur : mais en quatre heures de digeftion le Coagulum s'eft tout-à-fait diffout. Je l'ay retiré vingt-quatre heures aprés. Je l'ay filtré, il eft refté trois dragmes de Coagulum jaune femblable à celuy du Lait digeré avec l'efprit de Nitre, & la liqueur fitrée étoit auffi toute femblable à celle du lait digeré.

Si au lieu de ferofité liquide on emploie de la ferofité coagulée, il ne refte dans le filtre qu'un fcrupule de matiere jaune.

Une once d'efprit de Sel digeré avec trois onces de ferofité liquide a donné fix dragmes de matiere jaune, & il n'en a donné que deux dragmes avec la ferofité coagulée.

Une once d'efprit de Vitriol digeré avec trois onces de ferofité liquide, étant filtré, il eft refté dans le filtre fix dragmes de Coagulum rouge brun, la Liqueur filtré étoit rouge brun.

Trois onces de Serofité coagulée digerées avec un once d'efprit de Vitriol, a laiffé dans le filtre plus d'une once & demi de Coagulum rouge brun. La Liqueur filtrée étoit rouge brun.

Trois onces de Serofité liquide digerée avec une once d'Huille de Vitriol, a donné trois dragmes de Coagulum rouge brun, la Liqueur filtrée étoit rouge brun.

On doit rémarquer icy que l'Efprit de Vitriol, l'Huille de Vitriol, & l'Efprit de Soufre ont donné au Lait, & à la ferofité du Sang une couleur plus rouge que n'a fait l'Huille de Tartre par défaillance.

 J'ay fait les mémes experiences fur la Liqueur que j'ay fait tirer d'un Hydropique par la Parucentefe, elle m'a donné les mémes phenomenes que la ferofité du Sang.

J'ay

J'ay voulu voir fi je nê pourrois rien découvrir fur la diffolution &
fur la coagulation du Sang, par l'injection des Liqueurs dans les Chiens
vivans , mais je n'ay pas eu grande fatisfaction de ce côté-là. J'ay néantmoins été récompenfé de mes peines par d'autres Phenomenes que ces injections m'ont fournis.

INJEC-
TIONS
DANS LES
CHIENS,

Dans les differentes injections que j'ay fait avec l'Huille de Tartre , le
Sang s'eft quelque fois trouvé coagulé, quelque fois liquide, quelque
fois d'un beau rouge , quelque fois brun.

La Solution de Tartre Soluble a fait la même chofe. Il ne faut qu'un
demi Scrupule de l'un ou de l'autre à laquelle on ajoute une dragme d'Eau
pour faire mourir un Chien en convulfion. Cependant les Chiens réchapent pour l'ordinaire à une dragme d'Efprit de Nitre mêlé avec trois
dragmes d'eau & ils meurent à une dragme de Solution de Nitre.

Ils réchapent à une dragme d'eau Regale mêlé avec deux dragmes d'eau.
Le fang fe trouve coagulé dans les Ventricules du cœur de ceux qui meure.

Une dragme d'efprit de Sel mêlé avec trois dragmes d'eau le fait ordinairement mourir , il réchape à deux Scrupules, néantmoins dix dragmes
de Solution de Sel commun où il entre demi once de Sel commun ne caufent aucun accident dans un Chien.

Deux onces d'efprit de Vinaigre ne caufent, & ne produifent aucun
accident.

EXPERIENCES

I. *On ne peut découvrir certainement , les*
Acides, & les Alkalis qui dominent dans
les Liqueurs Salines , par le moyen du Pa-
pier bleu , de la teinture de Tournefol , &
du Syrop Violat.

II. *On ne peut découvrir certainement , les Sels*
Volatils qui dominent dans les Liqueurs Sa-
lines , par le moyen de la Solution du Subli-
mé corrofif.

Les Chimiftes pretendent que lors qu'une Liqueur rougi le Papier
bleu , & la teinture de Tournefol, l'Acide domine infailliblement dans
cette Liqueur , & que lors qu'elle verdi le Syrop Violat ce font les Alkalis qui y dominent. On fe trouve pourtant quelque fois trompé dans ces
experiences, car il y a des liqueurs qui rougiffent le papier bleu , & la
teinture de Tournefol , & verdiffent le Syrop Violat. Comme l'Impregnation

nation de Saturne , l'impregnation d'écaille d'Huitres par l'efprit de
Vinaigre , la folution de Vitriol bleu , la folution de Vitriol Romain , la
folution de Vitriol verd , la folution de Vitriol blanc , la Bile digerée avec
châcune de ces liqueurs rougi auffi la teinture de Tournefol , & le papier
bleu , & verdi le Syrop Violat. La Bile digerée avec la folution d'Alun ,
la Bile digerée avec la folution du Sel Armoniac. Le fang , la ferofité du
fang , la ferofité des Hydropiques , l'humeur vitrée , digerées avec toutes les folutions nommées cy-deffus rougiffent la teinture de Tournefol ,
& verdiffent le Syrop Violat , la teinture de Verd de Gris faite avec
l'eau de pluye , la teinture de Verd de Gris faite avec l'efprit de Vinaigre ,
la teinture de Mars par l'efprit de Vinaigre , la diffolution de Manne , &
d'autres liqueurs produifent le même effet.

La folution du Sucre auquel on ne réconnoit aucun Alkali verdi le Syrop Violat.

Les Chimiftes affurent auffi que lorfqu'une liqueur blanchi la folution
de Sublimé corrofif elle contient infailliblement du Sel Volatil ; néantmoins la folution de Sel Armoniac qui contient du Sel Volatil ne la blanchi pas , & les liqueurs fuivantes qui ne contiennent point de Sels Volatils la blanchiffent , la folution de Mercure par l'efprit de Nitre , l'Huille
de Vitriol , la Solution de Vitriol blanc , la premiere Liqueur diftillé
du Lait par la retorte (cette liqueur a rougi le Papier bleu , la teinture de
Tournefol & même le Syrop Violat) la Solution de Nitre , l'impregnation de Saturne ont toutes blanchi la folution de Sublimé corrofif , quoi
qu'ils ne contiennent point de Sel Volatil.

Avant de finir ma Lettre je fuis bien aife de vous dire , que fi j'écri-
vois à un homme moins habile que vous dans la Chimie j'aurois dû ac-
compagner mes experiences de quelques réflexions , & j'aurois peut-
étre donné un meilleur ordre à celles qui font contraires au Syfteme des
Acides ; mais oûtre que je n'en ay pas le temps préfentement , c'eft que
celà m'auroit engagé à faire une Lettre trop longue , & que je pourray
vous les envoier dans un autre Ouvrage , je fuis de tout mon cœur

MONSIEUR,

Vôtre trés-humble & trés-
obéïffant Serviteur P. * *

LETTRE

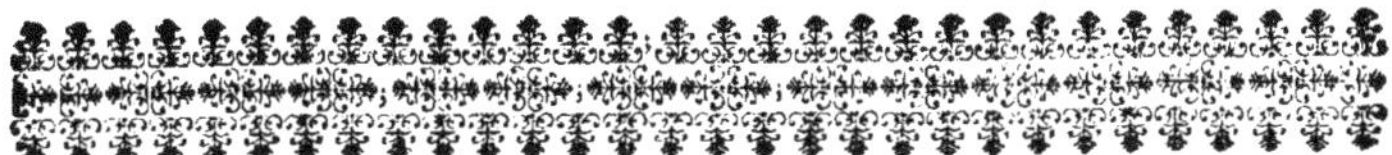

LETTRE III

ONSIEUR,

Si je vous donnois l'explication de toutes les queſtions que vous me
faites dans vôtre derniere Lettre, touchant le Cerveau , il me ſemble que
je ferois un Volume aſſez raiſonnable. Il faut que vous aiez la patience
d'attendre que je puiſſe vous envoier mon Traité du Cerveau complet.
Vous y trouverez la réſolution de toutes vos difficultés. Je pourrai y
joindre prés de deux cens experiences , ou injections , de plus de cin-
quante ſortes de liqueurs dans les veines jugulaires des Chiens vivans ,
toutes trés-bien circonſtanciées. Mais je ne puis vous envoier ſitôt mes
nouvelles experiences de Chimie. Il faut auparavant que je leur donne
un ordre naturel , & pour celà il me faut beaucoup de temps , puiſque
j'en ay plus de huit mille.

Tout ce que je puis faire preſentement, c'eſt de vous envoier la Critique que j'ay fait ſur les trois eſpeces de *Chryſoſplenium* des Inſtituts de Botanique du Celebre Mr. *Tournefort.* Vous me mandé qu'un Medecin de
vos Cantons qui s'applique aux Plantes, ne veut pas croire que ce ſça-
vant Botaniſte ſoit tombé dans une auſſi grande faute , que celle de rapporter trois eſpeces de *Chryſoſplenium* , où il n'en devoit rapporter que
deux , & de confondre ces deux eſpeces , dans la premiere de ſes trois
eſpeces, qui ſont.

Chryſoſplenium foliis amplioribus , auriculatis Inſt. Rei Herb. 146.
Saxifraga rotundifolia , aurea C. B. Pin. 309. *Saxifraga aurea Dodonæi*
J. B. 3. 707. *Saxifraga aurea Dod. Dempt.* 316.

Chryſoſplenium foliis minoribus , ſubrotundis Inſt. *Saxifraga rotundifolia , aurea , minor , montis aurei* H. R. Par.

Chryſoſplenium foliis pediculis oblongis, inſidentibus Inſt. *Saxifraga
aurea , foliis pediculis oblongis , inſidentibus Raÿ Hiſt.* 207.

Vous verrez dans la ſuite de ce diſcours que la *Saxifraga aurea foliis*

E

pediculis

pediculis oblongis , infidentibus Raÿ. eſt la même que la *Saxifraga aurea* Dodonæi *J. B.* & que la *Saxifraga rotundifolia , aurea , minor , montis
aurei* H. R. *Par.* eſt la même que la *Saxifraga aurea Dod.* ce que j'ay réconnu en vérifiant deux eſpeces de Saxifrage d'Or que j'ay trouvé aux
environs de Namur, & qui ſont les mêmes que j'ay veu démontrer au
Jardin du Roy par Mr. *Tournefort.* Il a nommé l'une qui a les feüilles alternes , *Saxifraga rotundifolia , aurea* C. B. *Pin.* & a nommé l'autre qui a
les feüilles oppoſees deux à deux *Saxifraga rotundifoliâ , aurea , minor ,
montis aurei* H. R. *Par.*

Il ne faut pas étre grand Botaniſte pour réconnoître que la Saxifrage
d'Or de *J. Bauhin* eſt differente de celle de *Dodonée.* Il n'y a pour celà
qu'à jetter les yeux ſur les Figures de l'un, & de l'autre ; & pour peu
qu'on examine la Saxifrage d'Or du Mont d'Or, on trouve que les Figures de la Saxifrage d'Or de *Dodonée.*, & de *Lobel* qui ſont copiées l'une
ſur l'autre , la répreſentent aſſez bien. Voici les principales differences
que j'ay trouvé entre la Saxifrage d'Or de *J. Bauhin* , & celle de *Dodonée.*

La Saxifrage d'Or de *Dodonée* a deux ſortes de Tige , l'une ne porte
que des feüilles ; celles du bas de cette Tige ſont plus petites que celles du
haut. On trouve quelque fois des pieds, dont les feüilles du haut ne
ſont pas plus grandes que celles du bas de la Tige , la Tige qui
porte des fleurs a les feüilles plus petites. Ces Tiges n'ont quelque fois
qu'un pouce & demi de hauteur , quelque fois on les trouve hautes de
cinq à ſix pouces , principalement lorſque la fleur eſt paſſée.

Dans l'une, & dans l'autre Tige les feüilles ſont oppoſées deux à deux ,
elles ſont à peu prés rondes crenelées dans leur contour , mais elles ne le
ſont point à leur baſe. Les Pedicules de ces feüilles n'ont pas plus de
deux lignes, ou deux lignes & demi de longueur. Les plus grandes feüilles ont ſept à huit lignes de long , & de large , & ne ſont point oreillées
comme les feüilles de la Saxifrage d'Or de *J. Bauhin.*

La Saxifrage d'Or de *J. Bauhin* n'a qu'une ſorte de Tige qui porte des
feüilles, & des fleurs. Les feüilles ſont alternes ſur la Tige : celles du
bas de la Plante reſſemblent à celles du Lierre Terreſtre, elles ſont rondes,
plus larges que longues, oreillées à leur baſe , crenelées ſur les bords , &
châque crenelure eſt échancrée. Les plus grandes feüilles ont ſeize à dix-
ſept lignes de largeur , & dix à onze de longueur. Elles ſont portées par
des Pedicules longs quelque fois de trois pouces dans les grandes feüilles ,
& de ſept à huit lignes dans les petites.

On trouve des pieds de cette Plante qui étans en fleur , n'ont que
deux pouces de hauteur , & c'eſt un de ceux-là que *J. Bauhin* a fait graver. On trouve d'autres pieds qui ſont hauts de quatre pouces, ou quatre pouces & demi.

Vous voié, MONSIEUR, que ces deux Plantes ſont bien differentes ; j'ay penſé vous en envoier les deſcriptions entieres , mais j'ay crû

qu'il

qu'il fuffifoit des principales differences pour les diftinguer ; & pour
convaincre vôtre Botanifte ; c'eft-ce dont Mr. *Tournefort* n'a pas pû dif-
convenir luy-méme. Je luy en mandé mon fentiment il y a fix ans , &
dans la réponce qu'il m'a fait à ce fujet , & que j'ay encore; il convient
que la Saxifrage du Mont d'Or eft la méme que celle de *Dodonée* , & de
Lobel , & que celle de *Dodonée* eft differente de celle de *I. Bauhin*.

Il ne faut pas que vôtre Botanifte s'étonne fi fort que Mr. *Tournefort*
foit tombé dans cette faute. Son efprit fatigué , & pour ainfi dire , acca-
blé par le travail d'un auffi grand Ouvrage que celuy de fes Elemens , &
de fes Inftituts de Botanique , ne fe trouvoit pas affez de reffource pour
la verification de toutes les efpeces , auffi utile que neceffaire. Et quoiqu' il fut perfuadé , comme il paroît par plufieurs endroits de fes Ouvrages, que tous les Autheurs qui ont parlez de ces Plantes ne fuffent pas
exempts d'erreur , il n'a peut-étre pas crû qu'il fut poffible que les plus
grands Maîtres de la Botanique fe fuffent laiffez tromper les uns aprés les
autres.

I. Bauhin n'a point douté que la Saxifrage d'Or de *Dodonée* , & de
Lobel ne fut la méme que la fienne.

C. Bauhin les range foûs la méme efpece.

Morifon , & *Rai* ont fait la méme chofe ; & les Autheurs de *l'Hortus
Regius Parifienfis* ont fuivi les mémes fentimens , puifqu'ils ont diftinguez
la Plante du Mont d'Or d'avec celle de *Dodonée* , & en ont fait une nouvelle efpece.

Aprés tant d'Excellens Autheurs dites-moy , je vous prie, qui eft-ce
qui ne fe feroit pas laiffé tromper , & ne s'en feroit pas rapporté à ce
qu'ils en ont dit comme a fait Mr. *Tournefort* ?

Ne croié pas , MONSIEUR, qu'il n'eut pas réconnu l'erreur dans
laquelle ont étez ces grands Hommes , fi ces deux Plantes fe fuffent rencontrées aux environs de Paris , il n'auroit pas manqué de les verifier ,
& d'en faire la Critique comme il a fait des Plantes qui y naiffent , &
qu'il a donné au public.

Si Mr. *Tournefort* eut verifié ces Plantes , il auroit rémarqué que
I. Bauhin a donné une affez bonne Figure de la Saxifrage d'Or à feüilles
alternes , & une defcription qui convient trés-bien à la Plante qu'il réprefente : mais qu'il a eu tort de citer *Dodonée* dans cette occafion , &
qu'il ne devoit point non plus rapporter à fa Plante la *Saxifraga aurea
Romanorum Lobelij Lugd. p. 1114.* aprés avoir cité la *Saxifraga aurea Dodonæi Lugd. p. 1113.* Que ce qui peut avoir trompé *I. Bauhin* , c'eft
que la Saxifrage d'Or a feüilles alternes , & la Saxifrage d'Or a feüilles
oppofées fur la Tige , fe trouvent fouvent mêlées enfemble dans les lieux
où elles croiffent , & font quelquefois fi entrelaffées l'une avec l'autre ,
qu'il femble que ce foit la méme Plante. Ce qui luy a fait dire. *Humidis ,
umbrofis paluftribus , riguis , mufcofifque obfervavi locis Maio & Aprili floren-*

tem :

tem , diverfaque gerentem folia , ita vt diverfas fpecies quis exiſtimarit?
Mr. *Tournefort* auroit fait voir , que *Rai* a décrit la Saxifrage de *Dodonée*
qui a les feüilles oppofées deux à deux , qu'il n'a pas laiſſé de citer mal à
propos *I. Bauhin* , & qu'il n'a connu cette Plante que confufement.

J'ay fouvent rémarqué que *Rai* fe delecte quelque fois dans l'exac-
titude qu'il apporte à la defcription de certaines Plantes ; mais il s'eſt
bien relâché dans celle-cy : car oûtre qu'il ne fait point mention des deux
efpeces de Tiges de cette Plante , ni de la grandeur des Pedicules des
feüilles : il n'a pas bien fait d'en comparer les feüilles à celles du Lierre
Terreſtre ; ce qui ne convient qu'à la Plante qu'il nomme *Saxifraga au-*
rea foliis pediculis longis , *infidentibus* , qui n'eſt pas differente de celle de
I. Bauhin , & c'eſt ce qu'on réconnoit facilement fur ce qu'il dit : *Quod-*
que folia pediculis fefcunciam , aut duas uncias longis infiſtant , fintque concin-
nius crenata , fegmentis latis cordatis. Voilà la veritable Figure des feüilles
de la Saxifrage de *I. Bauhin* , & leur Pedicule.

Mr. *Tournefort* n'auroit pas fait plus de quartier à *Morifon* , qu'à *Rai.*
Il auroit rémarqué que *Morifon* dans la troifiéme partie de fon Hiſtoire
P. 477. a donné des defcriptions de trois efpeces de Saxifrage d'Or , mais
qui font fi imparfaites qu'il eſt aifé de voir , qu'il les a plûtôt imaginé
que décrit fur des Plantes effectives. Il nomme la premiere efpece de
Saxifrage d'Or.

Sedum paluſtre luteum , foliis fubrotundis feſſilibus , nobis.
Saxifraga rotundifolia aurea Ger. Park.Dod. I. B. Il range , comme
l'on voit , foûs cette efpece la Saxifrage de *I. Bauhin* qui a les feüilles
alternes avec celles de *Dodonée* qui a les feüilles oppofées deux à deux , &
donne la Figure de la Saxifrage d'Or de *Dodonée* qu'il a fait copier fur cét
Autheur , & de laquelle il a fait rétrancher quelques feüilles , & un rameau , ou deux de la fommité , pour luy donner un port plus degagé.

Morifon nomme la feconde efpece de Saxifrage d'Or.

Sedum paluſtre luteum majus foliis pediculis longis,infidentibus,nobis.
Saxifraga aurea foliis pediculis longis , infidentibus Raÿ. Saxifraga aurea Dal.
Lugd. La Figure qu'il donne de cette Plante eſt trés-mauvaife. Rien n'y
eſt bien réprefenté que le port , il a fait graver cette Plante fur la *Saxi-*
fraga aurea Dodonai Lugd. p. 1113. & fur la *Saxifraga Alpina Lugd.* p.
1114. qui eſt peut-étre une Plante imaginaire dont il a pris les feüilles ,
aufquelles il a fait adjouter de plus longs Pedicules.

Il nomme la troifiéme efpece de Saxifrage d'Or.

Sedum paluſtre luteum Lichenis facie. Il ne donne point de Figure de
cette Plante ; c'eſt la méme que *Lobel* nomme *Saxifraga aurea Lichenis facie ,*
& Natalitiis Adv. & par confequent la méme Saxifrage d'Or de *Dodonée.*

Voilà , MONSIEUR , à peu prés ce que Mr. *Tournefort* auroit dit
de ces deux Plantes , fi elles fe fuſſent rencontrées aux environs de Paris,
mais il ne les a peut-étre veu que dans le Jardin du Roy , où les Plantes

Aqua-

GLAUX PALUSTRIS, FLORE STRIATO, CLAUSO, FOLIIS
PORTULACÆ

GLAUX PALUSTRIS, FLORE STRIATO, CLAUSO, FOLIIS
PORTULACÆ

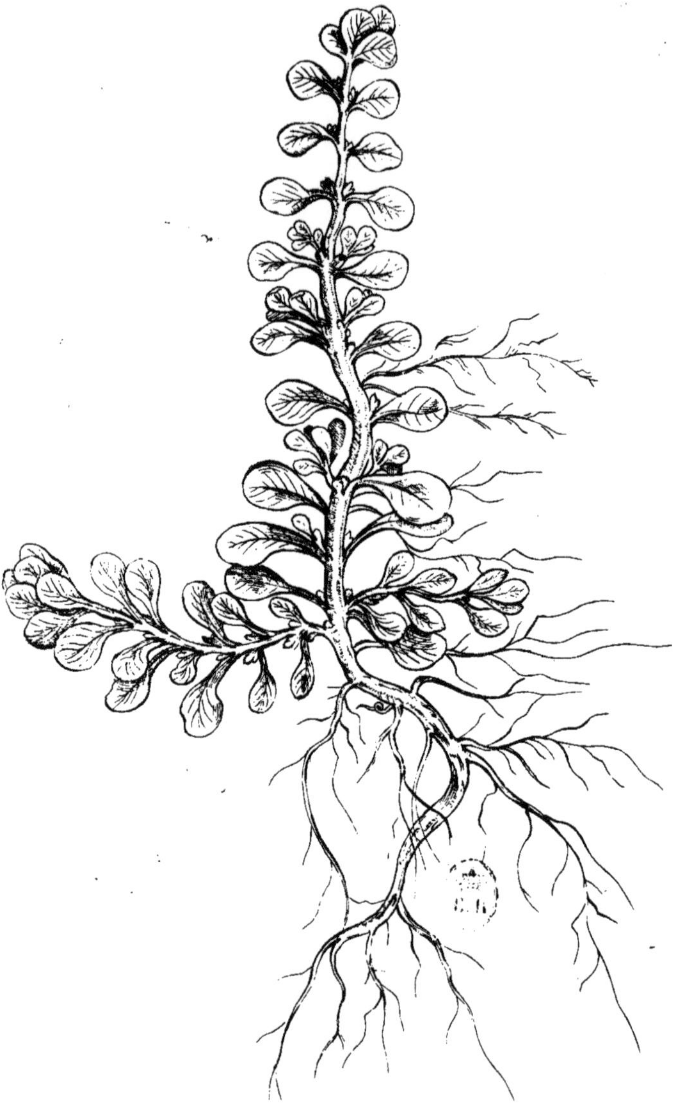

Aquatiques deviennent souvent bien differentes de celles qui se trouvent dans les lieux où elles croissent naturellement , & s'il les a veu dans leurs lieux naturels , ce ne peut-être qu'en passant.

Il ne faut pas pour cela rien diminuer de la connoissance étenduë qu'il avoit dans la Botanique. Pour moy , qui l'ait connu particuliérement , je l'ay toûjours consideré comme le plus Illustre Botaniste de tous les siecles passez , & tout accoûtumé que je suis à ces Instituts. je ne les regarde jamais qu'avec admiration. Je suis charmé toutes les fois que je songe que je puis connoître facilement une Plante que je n'ay jamais veu. Si je vais à la Campagne , & que je régarde une Plante que je connoisse, son caractere se presente d'abord à mon imagination , & dans l'instant je la rapporte à sa Classe, à sa Section, & à son Genre. Ce qui aide merveilleusement la memoire.

Si je ne connoît pas cette Plante , & qu'elle soit raporté par quelque Autheur , si le caractere de cette Plante est du nombre des genres connus, & qu'elle soit en fleur , & en fruit , je réconnois d'abord dans les Instituts l'Autheur qui a parlé de cette Plante : mais si on ne la trouve point dans les Instituts , on doit la rapporter à son genre , & en faire une espece nouvelle.

La chose est encore plus facile si l'on rencontre un nouveau Caractere , parce que l'on réconnoît aussi-tôt qu'il n'y en a point de pareil dans les Instituts , sans lesquelles je n'aurois pas si facilement trouvé les nouveaux genres , & les nouvelles especes de Plantes , dont je vous envoie les descriptions & les figures.

Glaux palustris , flore striato , clauso ,
Foliis Portulacæ Inst. rei Herbar. 88.

CEtte Plante qui croît proche de Bondi à deux lieuës & demi de Paris, n'a point été rapportée avec les Plantes qui naissent aux environs de Paris ; mais Mr. *Tournefort* l'a citée dans ses Instituts. Je l'ay trouvé aux environs de *Ruremonde* , & aux environs de *Namur*.

Sa Tige rampe sur terre , & s'y attache par quantité de racines fibrées, qui sortent des nœuds de la Tige au nombre de trois , ou quatre, quelque fois six. Ces racines sont blanches , longues d'environ trois pouces, épaisses d'une demi ligne , & garnies tout le long d'un chevelu fort fin , & fort court.

La Tige est quarrée, un peu canelée, épaisse d'une ligne, succulente, verte en dehors, blanche en dedans, percée de quatre cavités en forme de Tuiaux qui sont dans les quatre coins , & qui regnent tout le long de la Tige. Elle s'éleve de terre de la hauteur de deux pouces jusqu'à trois pouces & demi ; elle a des nœuds d'espace en espace , dont la distance est plus grande en bas qu'en haut , & qui diminuent à proportion

[44]

tion de leur hauteur. La plus grande diftance en bas eft de huit à neuf
lignes , & la plus petite en haut eft de deux lignes à une ligne & demi.

Il fort deux feüilles de châque nœud , elles font oppofées , & fortent de la Tige de la même maniere que dans les *Lamium* , c'eft à dire,
que deux feüilles fortent de deux faces oppofées de la Tige , les feüilles
d'aprés fortent des deux autres faces oppofées. On trouve beaucoup de
pieds où les feüilles font alternes.

Les plus grandes feüilles ont de longueur avec les Pedicules ,fept à huit
lignes , & font larges de quatre à cinq lignes , d'un verd brun , & liffe,
& font minces ayant la figure des feüilles de Pourpier , mais non pas d'é-
paiffeur.

Il fort de petites branches des nœuds , mais les plus grandes pouffent
du bas.

Les fleurs naiffent dans les aiffelles des feüilles. Châque fleur eft d'une
feule piece , ovale , à fix pans , qui font à châque angle furmontez d'une
pointe ; ces pans ont auffi dans leur milieu une petite pointe , & la fleur fe
pliffe en ces deux endroits,principalement lorfque le Soleil luit,pour mettre le piftile à couvert de fon ardeur , & pour lors la fleur reprefente affez
bien un Urne godronnée. Elle a une demi ligne de hauteur , & lorfqu'elle
eft ouverte , elle eft longue d'une ligne , & large d'une demi ligne. Elle
eft rougeatre & foutenuë par un Pedicule extremement court.

Elle a fix étamines dont les fommets font noirs , & les filets verdatres.
Elles font hautes d'une demi ligne.

Le Piftile fe trouve entourée de ces étamines au milieu de la fleur , il
eft rougeatre , furmonté d'un filet jaune pâle. Il eft de figure conique ,
épais de la fixiéme partie d'une ligne , & de la hauteur d'un tiers de ligne,
& devient dans la fuite un fruit rond un peu comprimé. Ce fruit a une
ligne & demi de diametre , envelopé en partie par la fleur qui luy fert
comme de Calice. Il eft verd exterieurement fouvent rougeatre. Ce fruit
renferme quantité de petites graines blanches , rondes , & fort menuës,
attachées autour d'un Placenta qui fe trouve au milieu du fruit , & qui
font envelopées d'une peau trés-fine qui fait l'exterieur de ce fruit , &
qui en fe pourriffant laiffe aller les graines , car il ne paroît pas qu'il
s'ouvre en plufieures parties.

Prouvenzalia.

LE *Prouvenzalia* eft un genre de Plante dont la fleur **A** eft d'une
feule feüille coupée en maniere de langue. Le Piftile **B** qui s'éleve
de cette fleur eft compofé de plufieures embrions **C** environnez d'étamines **D**. Ce Piftile devient enfuite un fruit **E** compofé de plufieures capfules **F** un peu charnues , le plus fouvent quarrées à leur partie fuperieure,
châque capfule contient dans fa cavité **G** plufieures graines ovales. **H**

Je ne réconnois qu'une efpece de *Prouvenzalia.*   Prou

PROUVENZALIA

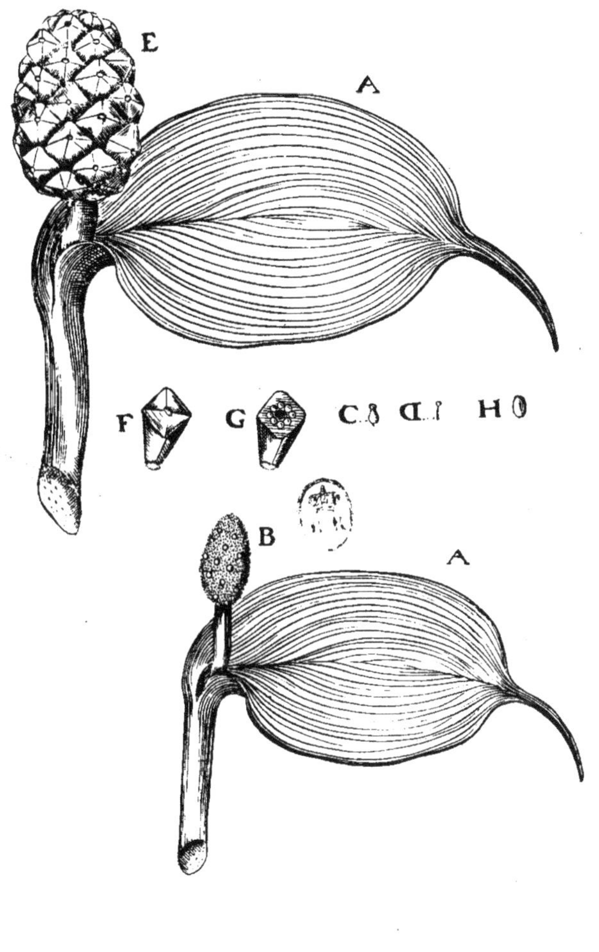

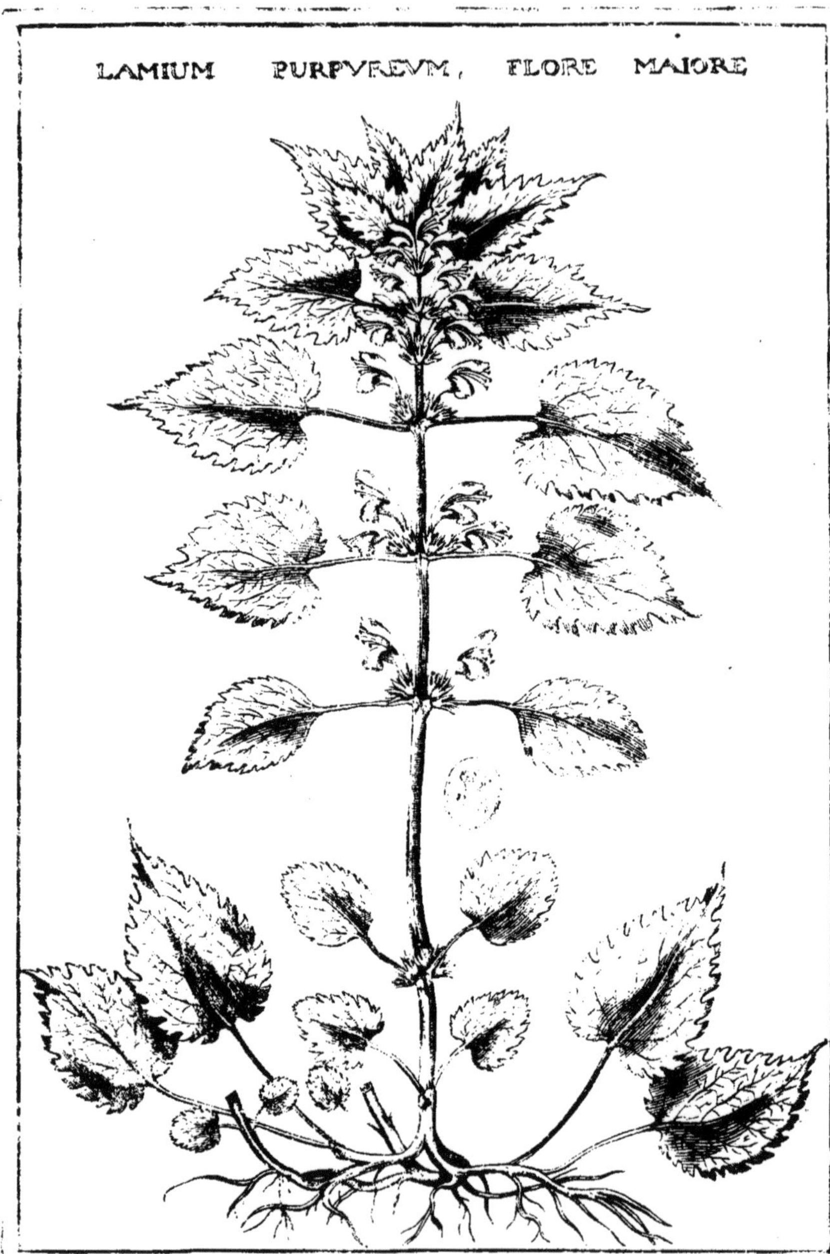

LAMIUM PURPVREVM, FLORE MAIORE

Prouvenzalia paluſtris. *Dracunculus paluſtris , ſive radice arundinacea Plinÿ , C. B. Pin. 195. Dracunculus aquaticus I. B. 2. 789. Dracunculus aquatilis Dod. Pempt. 331.*

La deſcription qu'en donne *Dodonée* eſt meilleure que celle de *I. Bauhin*, auſſi bien que la Figure, néantmoins cette deſcription eſt trop courte. J'eſperois vous envoier celle que j'ay fait avec la Figure de la Plante, mais le Graveur y a trop mal reüſſi. J'attendray pour vous envoier cette deſcription que j'aye fait faire une meilleure Figure.

Mr. *de Prouvenza* cy-devant Medecin de feu *Son Alteſſe Roiale MADEMOISELLE Ducheſſe de Montpenſier* , & depuis Medecin des Armées , & Inſpecteur General des Hôpitaux du Roy , eſt porté naturellement à faire plaiſir à ceux qui s'apliquent à quelque partie de la Medecine , & principalement à ceux qui ſont adonnez à la Botanique , parce qu'il aime extremement les Plantes. C'eſt ce qui l'a engagé depuis long-temps à étre de mes bons amis , & à me rendre tous les bons offices qui ont dépendu de luy. Il me determina en 1702. de reſſervir dans les Hôpitaux , & d'aller à *Ruremonde* pour y étre Medecin des Hôpitaux du Roy. J'avois une extreme envie pendant mon voiage de trouver quelque nouveau genre de Plante pour luy donner ſon nom , & pour luy témoigner par cét endroit une foible réconnoiſſance de l'affection qu'il m'a toûjours porté. C'eſt ce que je trouvé avant d'arriver à *Ruremonde*. Je paſſé par *Bruxelles* , par *Louvain* , par *Diſt*, en paſſant de *Diſt* à *Peer* , je trouvé les Campagnes toutes couvertes de *Ros Solis*. Lorſque je fus proche de *Wert* , j'apperçeu au bord d'une petite Riviere une Plante , dont les feüilles avoient la même couleur que celles du Plantin d'eau , mais elles n'en avoient pas la figure. Je m'en aproche , je l'examine , & je trouve qu'elle porte une fleur irréguliere d'un caractere tout different de tous les genres raportez dans les Inſtituts de Botanique. Je l'ay nommé ſur le champ *Prouvenzalia.*

J'ay trouvé plus de deux mille pieds de cette Plante dans les Foſſez du Château d'*Horn* à une demi lieuë de *Ruremonde.*

Lamium purpureum, flore majore.

LA racine de cette Plante eſt traçante par des jets fort longs , épais de deux lignes , blancs dehors , & dedans , ayant quelques fibres chevelus. Elle eſt un peu amere.

Il ſort de cette racine pluſieures Tiges quarrées , principalement à la partie ſuperieure , car la principale Tige eſt tant ſoit peu arrondie par le bas , haute d'un pied à un pied & demi , épaiſſe au bas de trois à quatre lignes , & toûjours en diminuant d'épaiſſeur juſqu'au haut , où elle n'a qu'une ligne, ou une ligne & demi d'épaiſſeur. Ces Tiges ſont creuſes , ligneuſes , cannelées , purpurines en dehors en quelques endroits , mais principalement vers les nœuds , elles ſont liſſes , & vertes dans tout le reſte auſſi bien que dans l'interieur.

an Lamium maximum ſylvaticum , alterum C. B. ?

Cette

Cette Tige porte deux feüilles à chàque nœud oppofées l'une à l'autre, & difpofées de la méme maniere qu'elles le font dans les *Lamium* &
les *Galeopfis*.

Ces feüilles font d'un verd brun par-deffus, d'un verd plus gay au révers, oreillées, crenelées affez profondement. Les plus grandes feüilles font
au haut de la Tige, & font larges de deux pouces, longues de trois pouces
jufqu'à trois pouces & demi. Celles du bas de la Tige font plus petites,
& plus arrondies & font longues, & larges d'un pouce & demi. Il y en a
principalement quatre rémarquables qui font plus rélevées que celles du
haut. Les deux inferieures font plus petites & plus arrondies, & ne font
éloignées des deux fuperieures que de deux pouces & demi, & celles-cy
font éloignées de celles qui font plus hautes de cinq pouces, aprés quoy
les plus prochaines, & fuperieures font éloignées de trois pouces, &
enfuite les diftances vont toûjours en diminuant jufqu'en haut.

Chàque feüille eft portée par un Pedicule long de deux pouces aux plus
grandes, & long d'un pouce à un pouce & demi aux plus petites, arrondi
fur le dos, Ayant par-deffus une petite cannelure, il eft verd dehors, &
dedans, ayant interieurement deux petits nerfs blancs dans fa longueur.

Les nœuds de cette Plante font entourez de fleurs. Chàque fleur eft
d'une feule piece irreguliere, & eft du nombre des fleurs en gueule, c'eft
un tuiau decoupé dans fa partie fuperieure en deux leures. Ce tuiau eft
ouvert par en bas par où s'emboite le Piftile, & eft long de fix lignes,
blanc dehors, & eft raié dedans de quelques lignes purpurines.

Ce tuiau s'élargi & produit une gorge qui a trois lignes de long, &
de large, elle fe partage en deux leures; la fuperieure eft creufée en cuil-
leron, rélevée en boffe en dehors, & de couleur pourpre pâle avec quelques poils fur le rébord, & trois ou quatre de coupure, profondes d'une
demi ligne à la partie fuperieure de cette leure qui fe réleve tant foit peu.

La partie interne de cette leure eft blanchatre, & contient dans fa cavité quatre étamines qui tirent leur origine des parois internes de la partie fuperieure du tuiau, à l'endroit où il commence à s'évafer.

Les filets de ces étamines font blancs, récourbez, & longs de fept lignes; il y en a deux qui n'ont que fix lignes parce qu'ils prennent leur
origine un peu plus haut.

Les fommets font jaunes, & longs d'une ligne & demi. Il y a entre ces
quatre étamines un filet qui s'éleve du milieu des quatre embrions dont le
Piftille eft compofé; ce filet eft blanc, & long de quatorze lignes, fourchu dans fa partie fuperieure.

La leure inferieure eft compofée de deux parties, dont l'une eft creufée
en forme de gorge purpurine en dehors, & raié feulement de lignes purpurines en dedans, les côtés de cette gorge font rabatus en dehors en forme d'orillons de la largeur d'une ligne, & le bout de ces côtés eft decoupé en trois ou quatre petites pointes. L'autre partie de cette leure commence

elles ont
un velu
trés-fin

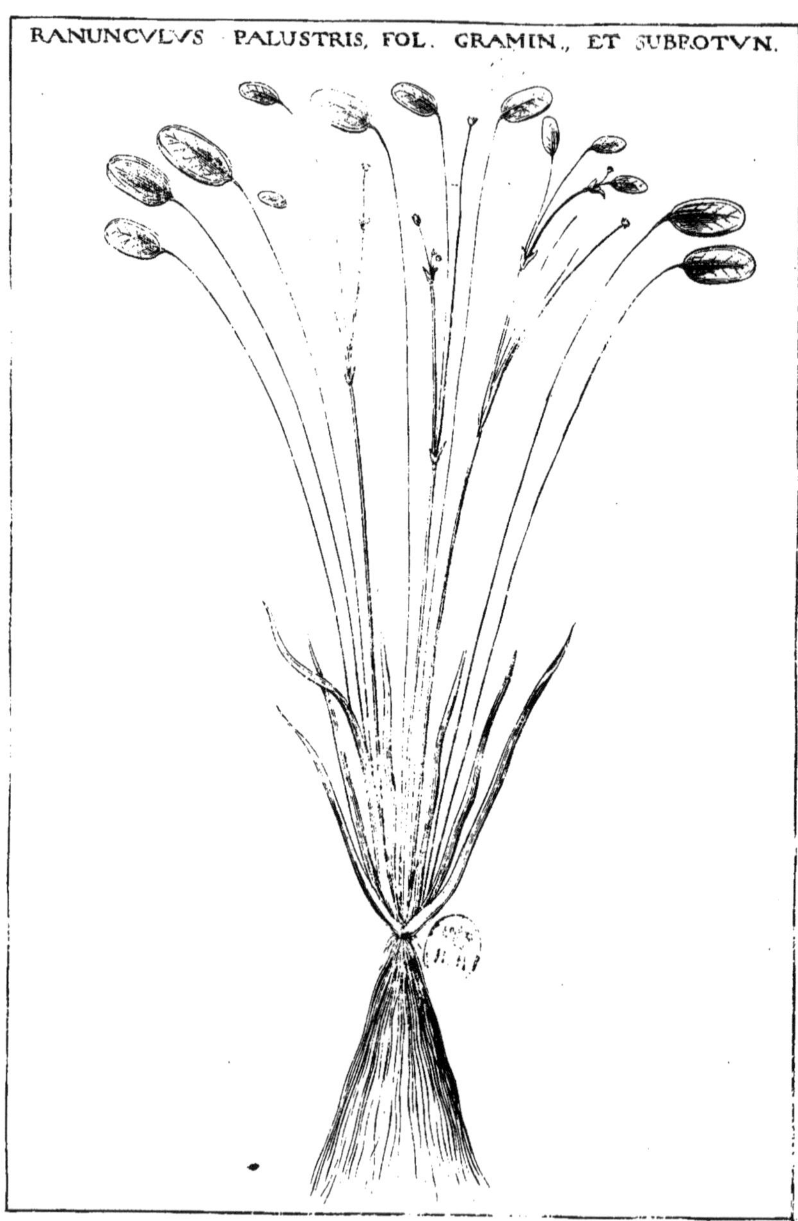
RANUNCVLVS PALUSTRIS, FOL. GRAMIN., ET SUBROTVN.

mence par un principe large d'une ligne & s'élargi jufqu'à fix lignes les
deux côtés de cette leure fe rabattent fur la gorge , en s'aprochant l'un
de l'autre, de maniere qu'il femble que cette leure foit beaucoup échancrée dans fon milieu , quoi qu'elle ne le foit que legerement. Ces côtés
font creufez dans leur partie anterieure, & marquetez de lignes , & de
points purpurins , & font crennelez fur les bords.

Cette fleur n'a point d'odeur. Elle eft emboîtée dans un Calice d'une
feule piece en forme d'antonnoir , dont le pavillon eft decoupé en cinq
parties. La plus longue eft rélevée vers la partie fuperieure de la fleur,
il y en a deux aux côtez , & les deux autres font inclinez vers la partie
inferieure.

Ce Calice eft verd , long de cinq ou fix lignes , & contient un Piftile
compofé de quatre embrions du milieu defquelles s'éleve un filet fourchu
dans fa partie fuperieure, long de quatorze lignes.

Ces quatre embrions deviennent dans la fuite autant de graines qui
meuriffent dans le Calice de la fleur.

Ces graines font brunes , longues d'environ deux lignes , épaiffes de
prés d'une ligne & demi, mais plus dans leur partie fuperieure que dans
leur partie inferieure ayant trois angles , & trois côtés, il y a un côté
arrondi & les deux autres font applatis.

Toute la Plante à une odeur fœtide , elle eft vivace.

Je l'ay trouvé dans le Jardin des Capucins de Namur. Elle fleuri en
May , Juin , & Juillet, fa graine eft meure en Juillet , & Août.

Ranunculus paluftris , foliis gramineis ,
& fubrotundis.

L A Racine de cette Plante eft compofée de quantité de fibres blanches,
dont les plus groffes n'ont pas la quatriéme partie d'une ligne , & les
plus longues font de demi pied.

Cette racine pouffe deux fortes de feüilles , les unes font plates , &
longues de fix pouces plus ou moins , larges de deux lignes , & fe terminent en pointe , blanches à leur naiffance , mais tout le refte eft verd ,
ces feüilles font au fond de l'eau.

Les autres feüilles font ovales, les plus grandes font longues d'un
pouce, & larges de demi pouce , elles font vertes , portées fur des Pedicules longs d'un pied , qui ont tout au plus le tiers d'une ligne d'épaif-
feur. Ils ne font pas fi verds que les feüilles qui nagent fur l'eau.

La racine pouffe auffi des Tiges qui n'ont quelque fois pas un pied de
hauteur , elles font branchues dans leur partie fuperieure. Les fleurs
naiffent de ces branches, elles font affez femblables à celles de *Ranunculus
Hederaceus rivulorum, fe extendens, atra maculâ notatus 7. B. 3 782.* fi je
m'en fouviens bien , car lorfque j'ay trouvé cette Plante nous étions fur

G

le point

le point d'étre affiegé, je n'ay pû la décrire fur les lieux. J'en fait la defcription fur une Plante feche. La Figure a été tirée fur la méme Plante feche.

Elle croit au fond de l'eau dans les Marêts autour de *Ruremonde*. Je l'ay trouvé en fleur au mois de *Septembre*. Il n'y avoit point encore de fruit.

Jacobæa maritima, non laciniata, lanuginofa, latifolia. Inft. rei Herbar. 486.

L A racine de cette Plante eft groffe de deux lignes & demi trois lignes, qui jette une fort grande quantité d'autres racines ligneufes épaiffes d'une demi ligne, longues de quatre ou cinq pouces, d'un blanc fale en dehors & blanches en dedans.

Il fort de cette racine une ou plufieures Tiges, qui ne font point branchues. Ces Tiges font groffes de deux à trois lignes par le bas, & diminuent jufqu'en haut infenfiblement à une ligne, elles font hautes quelque fois de trois pieds, creufes, vertes, cannelées, lanugineufes, ou cotoneufes, & ftriées de fibres rouges.

Cette Tige pouffe du bas plufieures feüilles épaiffes, lanugineufes, vertes au-deffus, blanches au révers, & font à peu prés de méme fubftance que celles du Tuffilage, elles font longues d'un pouce & demi jjufqu'à trois & demi, larges d'un pouce jufqu'à un pouce & demi. Les plus petites feüilles font plus arrondies par le bout, & plus larges à proportion que les grandes. Toutes ces feüilles font crenelées, elles font portées fur des Pedicules dont les plus longs ont fix pouces, & les plus petits un pouce & demi, ayant un feüillet de châque côté, & garnies du méme cotton que les feüilles.

La Tige eft garnie de peu de feüilles qui font alternes, & qui n'ont point de Pedicules. Elles embraffent la Tige, principalement celles qui font à la partie fuperieure, elles ont la bafe plus large que celles qui font à la partie inferieure, & fe terminent plus en pointe.

Les fleurs font difpofées en parafole au fommet de la Tige. Ce font des fleurs radiées compofées de fleurons, & de demi fleurons. Le difque de la fleur eft garni de fleurons, ce font des tuiaux hauts de quatre lignes evafez à leur partie fuperieure en cinq pointes. Ils font garnis d'une guaine au travers duquel paffe un filet fourchu, qui paroît au-deffus du fleuron, & qui fort de la jeune graine.

Les demi fleurons forment la Couronne de la fleur, ils font longs de fix lignes, terminez par trois pointes, & ont auffi un filet fourchu.

Les fleurons, & les demi fleurons font portez fur une embrion de graine aigrettée, qui devient dans la fuite une graine rouffe, menuë, longue d'une ligne, & furmontée d'un aigrette.

Les fleurs, & les graines font portées fur un Calice decoupé en plu-

fieures

IACOBÆA MARITIMA, NON LACINIATA, LANUGINOSA,
LATIFOLIA

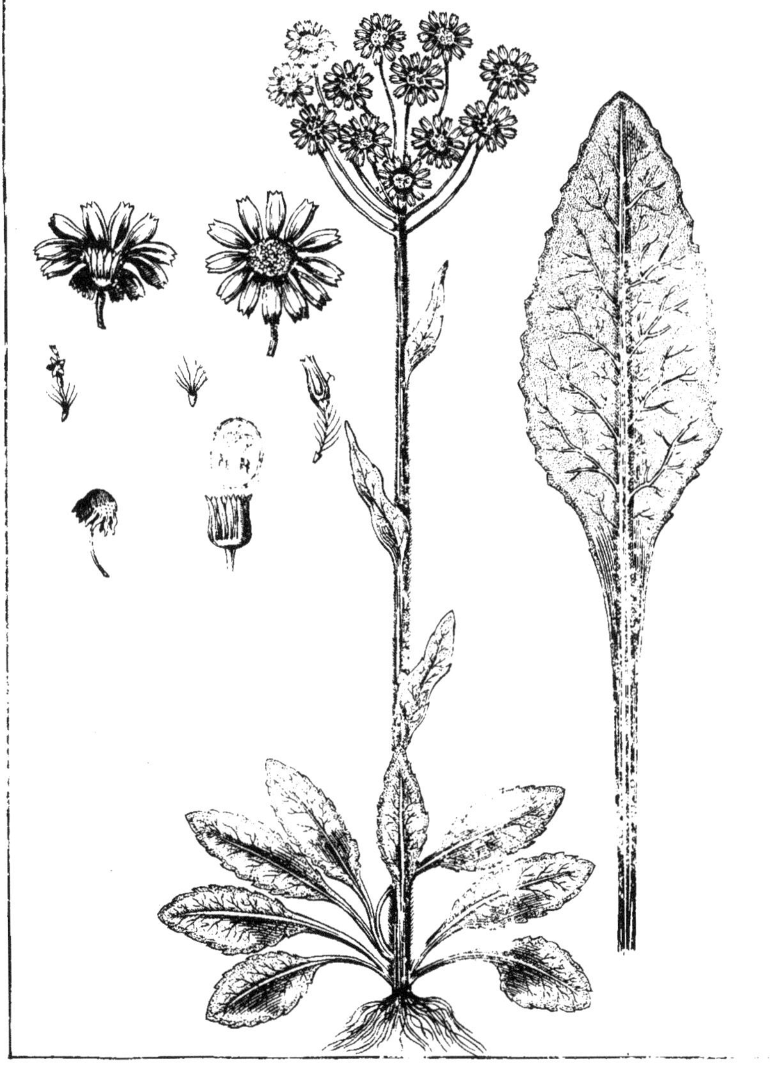

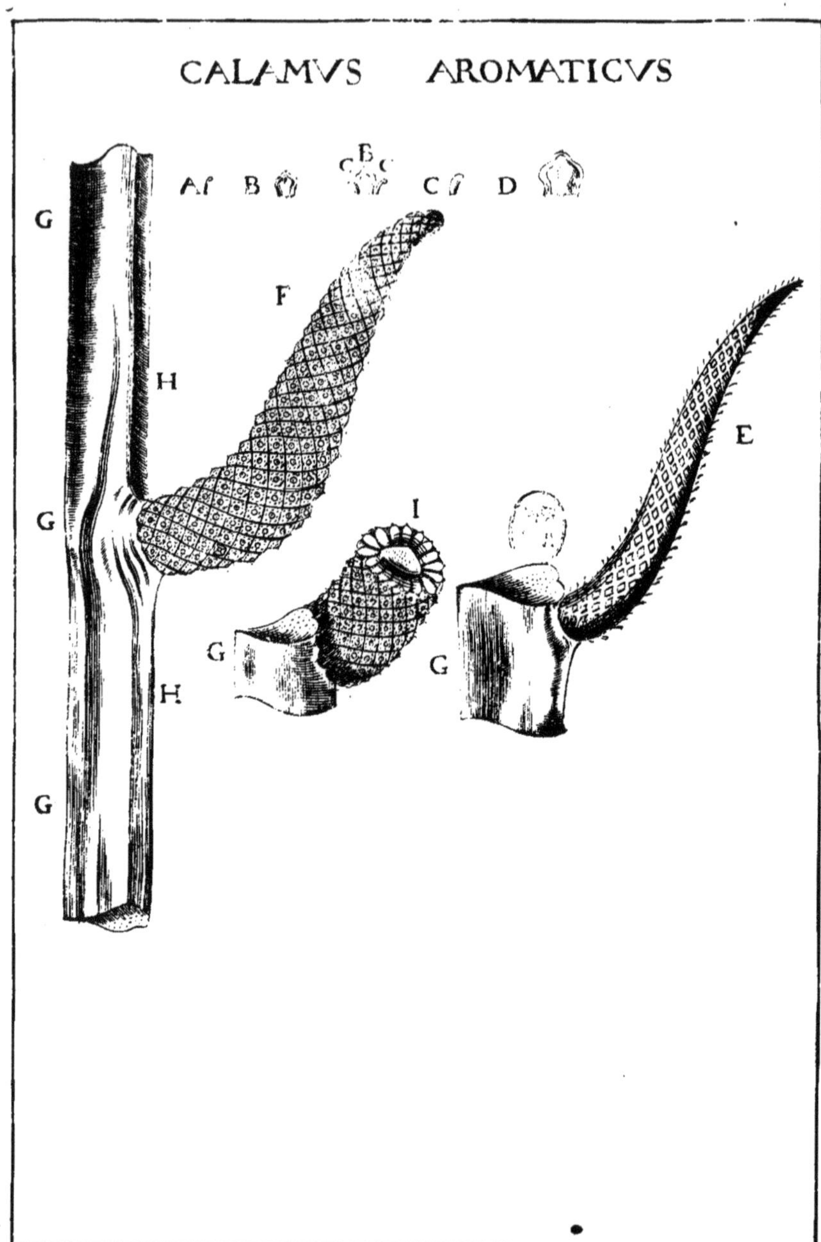

CALAMVS AROMATICVS
A
B
C B C
C
D
G
F
H
G
H
G
I
G
G
E

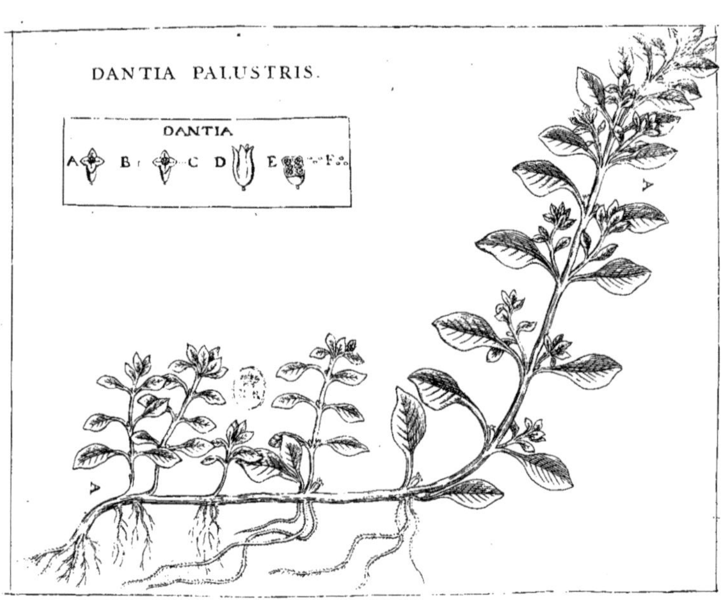

DANTIA PALUSTRIS.
DANTIA
A B C D E F
A

ſieures parties juſqu'à la baſe, châcune de ces parties eſt longue de trois lignes, large d'une demi ligne, & ſe terminent en pointe.

Ces fleurs ſont jaunes, & ont une odeur agréable, elles ſont portées ſur des Pedicules longs d'un pouce à un pouce & demi. Ceux qui ſont dans le milieu ſont plus courts que les autres. Ils ſont velus auſſi bien que le Calice.

Toute la Plante a un goût d'herbe, mais quand elle eſt machée un peu longt-temps elle laiſſe une petite acreté dans la bouche.

Elle fleuri au mois de May & eſt annuelle. Elle croit dans des terres argilleuſes qui ſont prés l'Abbaye de *Geronſar* à un demi quart de lieu de Namur.

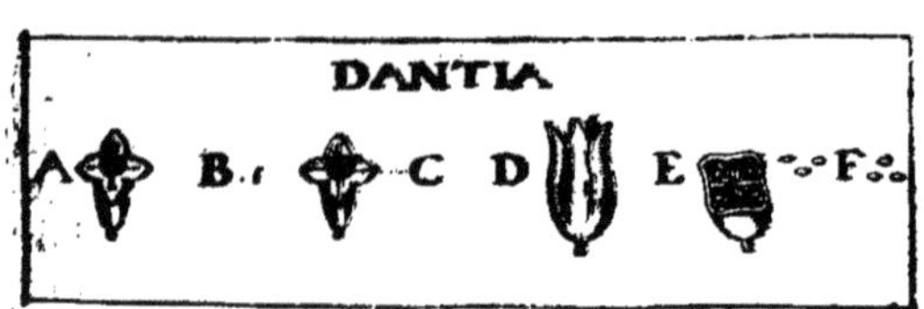

LA *Dantia* eſt un genre de Plante dont la fleur A eſt à quatre étamines B qui ſortent du milieu du Calice C decoupé en quatre parties. La partie poſterieure de ce Calice devient dans la ſuite un fruit quarré D, diviſé en quatre loges E, qui contiennent de petites ſemences oblongues, & menuës F.

Je ne connois qu'une eſpece de *Dantia*.

Dantia paluſtris. *Glaux paluſtris, flore herbaceo, major Boccon. Muſ. Tab.* 84.

Cette Plante ne peut étre rapportée au *Glaux* qui a une fleur à feüille dont le Piſtile devient le fruit; ce qui m'a obligé de luy donner un nouveau nom, & de la nommer *Dantia* du nom de Mr. *Danti D'Iſnard* Docteur en Medecine, qui depuis long-temps eſt mon ami. Il eſt trés-ſçavant dans l'Hiſtoire des Plantes, dont il a fait la démonſtration l'année derniere au Jardin du Roy.

Calamus Aromaticus.

LE *Calamus Aromaticus* eſt un genre de Plante, dont les fleurs ſont de petites étamines A. au milieu deſquelles ſont placez de petits embrions B. environnez de petites feüilles plates. C. Ces embrions deviennent dans la ſuite des ſemences D. à quatre faces. Toutes ces parties ſont portées ſur un poinçon E. & forment un épi F. de figure conique.

Je ne connois qu'une eſpece de *Calamus Aromaticus*.

Calamus Aromaticus officinarum. *Acorus verus, ſive Calamus Aromaticus officinarum C. B. Pin.* 34. *Acorus Dod.* 249.

L'épi du *Calamus* ſort d'une feüille de la Plante G qui eſt creuſé en goutiere H on voit un de ces épis coupé en travers I.

Filix

Filix non ramofa , minor , & fylveftris.

L A racine de cette Plante trace tranverfalement foûs terre. Elle eſt épaiſſe d'une demi ligne, & quelque fois d'une ligne, dure, rouge noir en dehors , & garnie d'un velu mouſſu de la même couleur. Elle eſt verte en dedans. Elle jette une infinité de fibres capillaires , & eſt aſſez femblable à la racine de la *Filix Arborea tragi.*

Il fort de cette racine d'efpace en efpace des feüilles, châcune defquelles fait une Plante entiere. Les plus grandes font hautes de fix pouces portées fur des Pedicules de neuf pouces.

Ce Pedicule eſt rouge noir en bas , mais il eſt verd à ſa partie fuperieure, cannelé, & garni de velu mouſſu mais peu.

La feüille eſt trangulaire, & eſt plus verte à l'endroit qu'à l'envers où font les Capfules. Il y a un velu mouſſu blanchatre qui la rend d'un verd pâle de ce côté-là.

Cette feüille eſt compofée de plufieurs autres petites feüilles oppofées deux à deux directement. Celles du bas ont deux pouces à deux pouces & demi de longueur , & vont toûjours en diminuant jufqu'au haut de la Plante qui fe termine en pointe. Les deux dernieres feüilles du bas font plus panchées que les autres , ce qui donne un port particulier à cette Plante.

Ces petites feüilles qui fe terminent en pointe, font decoupées en Pinnules , dont les plus grandes ont quatre lignes de longueur, & une ligne & demi de largeur. Elles ont de fi petites crenelures qu'il faut y régarder de bien prés pour les apperçevoir. Elles portent à leur revers deux rangs de Capfules qui contiennent les femences comme les autres fougeres.

Toute la Plante eſt d'une faveur douce avec un peu d'aftriction. Elle eſt vivace , & commence à fortir de terre au mois de May.

Je l'ay trouvé proche de *Geronfart* , & proche les Forges de *Wepion* à un demi quart de lieuë de Namur.

Si vous montré cette Lettre à vôtre Botanifte avec les Figures , faiteslui , s'il vous plaît, rémarquer que les parties qui compofent le Caractere du *Glaux Paluftris* font fi petites qu'il n'a pas êté poffible de les bien deffiner. L'on n'a pas non plus bien deffiné à ma fantafie les Fleurs & le Fruit du *Lamium* ; ce qui eſt caufe que je n'ay point joint ces Caracteres à leur Figure , mais j'efpere les faire deffiner & graver l'Eſté prochain, parce que j'ay trouvé un Graveur icy qui travaille fort bien. Je feray réprefenter la Fleur & le Fruit du *Glaux* de la grandeur qu'il paroit avec une bonne Loupe, afin de rendre ces parties plus fenfibles. Ainfi vous verré ces Caracteres avec leurs Figures , lorfque je joindray toutes mes Plantes nouvelles à quelque autre Ouvrage , je fuis de tout mon cœur

MONSIEUR, Vôtre trés-humble & trésobéïſſant Serviteur P. * *

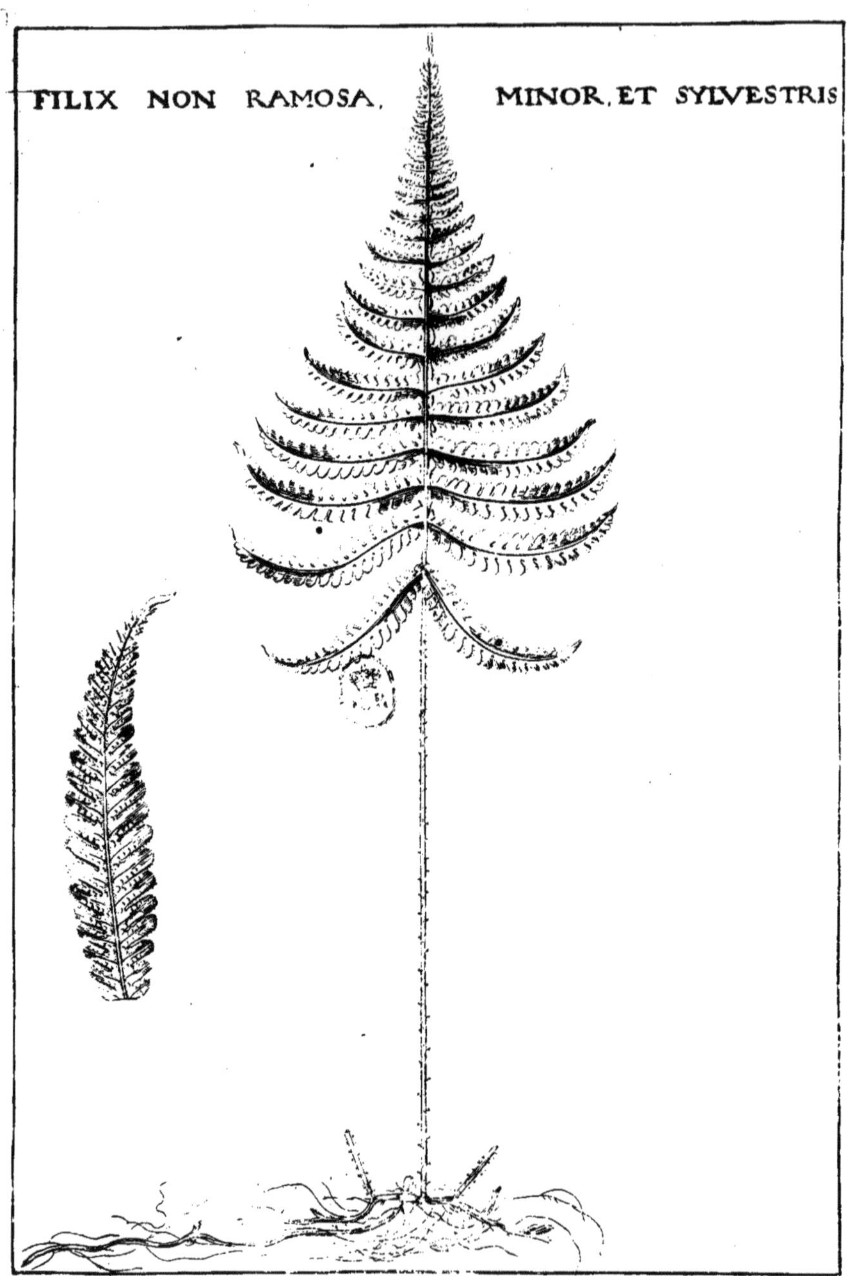

FILIX NON RAMOSA, MINOR, ET SYLVESTRIS

FILIX NON RAMOSA, MINOR, ET SYLVESTRIS

www.ingramcontent.com/pod-product-compliance
Ingram Content Group UK Ltd.
Pitfield, Milton Keynes, MK11 3LW, UK
UKHW020403180726
13839UKWH00003B/1244